Jessica Ottmann

Arbeitsbedingungen und Kohärenzsinn in der Pflege

Gesundheitspsychologische Aspekte bei Pflegekräften

Bibliografische Information der Deutschen Nationalbibliothek:

Die Deutsche Nationalbibliothek verzeichnet diese Publikation in der Deutschen Nationalbibliografie; detaillierte bibliografische Daten sind im Internet über http://dnb.d-nb.de abrufbar.

Impressum:

Copyright © Social Plus 2020

Ein Imprint der GRIN Publishing GmbH, München

Druck und Bindung: Books on Demand GmbH, Norderstedt, Germany

Covergestaltung: GRIN Publishing GmbH

II

Inhaltsverzeichnis

Abbildungs- und Tabellenverzeichnis

1 Problemstellung und Zielsetzung

"Die Folgen der Bevölkerungsentwicklung müssen in ihrer ganzen Breite in den Blick genommen werden" (Bundeskanzlerin Angela Merkel).

Die sogenannte Fertilitätsentwicklung, welche die Entwicklung der Geburten im Zeitverlauf beschreibt sowie die Mortalitätsentwicklung, die die Sterblichkeit beziehungsweise die Veränderung im Altersaufbau einer Gesellschaft veranschaulicht, gelten als Faktoren zur Bestimmung der Bevölkerungsentwicklung (Kühn, 2017). Die Migration, welche die Ein- und Auswanderung beschreibt, als auch die räumliche Mobilität, werden ebenfalls als weitere Aspekte thematisiert. Für Deutschland sind gegenwärtig vor allem Prozesse der demografischen Alterung sowie Schrumpfung relevant (Saß et al., 2015, S.4). Folglich gewinnt die von Kühn (2017) thematisierte Steigerung des Altersdurchschnitts an Bedeutung. Die niedrige Geburtenzahl wird als Begründung sowie als impulsgebende Ursache für die demografische Alterung herangezogen (Kühn, 2017). Beschrieben wird eine unweigerliche Erhöhung der Lebenserwartung beispielsweise durch eine bessere gesundheitliche Versorgung, einen kontinuierlichen medizinischen Fortschritt sowie gereifteres Wissen über die Ursachen von Krankheiten und eine damit verbundene Vorsorge. Diese Ausgangslage führt absehbar zu einem Bevölkerungsrückgang (Kühn, 2017). Im Jahr 2013 lebten nach Angaben des Statistischen Bundesamtes 4,4 Millionen 80-Jährige und Ältere in Deutschland – dies entspricht 5,4 % der Bevölkerung (Pötzsch et al., 2015, S.8). Die Prognosen nehmen an, dass die Zahl einer kontinuierlichen Steigerung folgt „und mit fast zehn Millionen im Jahr 2050 den bis dahin höchsten Wert erreichen" (Pötzsch et al., 2015, S.8) wird. Dieser Entwicklung wird auch eine steigende Geburtenrate kaum entgegenwirken können. Grund hierfür ist, dass der Alterungsprozess vorrangig von den geburtenstarken Jahrgängen 1955 bis 1969 vorangetrieben wird (Kühn 2017). Laut Pötzsch et al. (2015) besteht somit ein Ansatz für die Berechnung, dass in 50 Jahre etwa 13 % der Bevölkerung - was jedem Achten Menschen entspricht - ein Alter von 80 Jahre und mehr erreichen wird. Folglich wird es im Jahr 2060 nur halb so viele junge Einwohner unter 20 Jahren geben, wie Menschen im Alter von 65 Jahren und älter (Pötzsch et al., 2015, S.21).

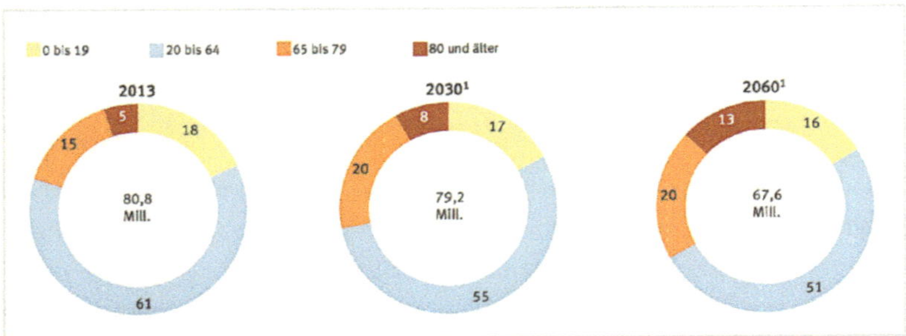

Abbildung 1: Verteilung der Altersstruktur in den Jahren 2013, 2030 und 2060
(Pötzsch et al. 2015)

Künftig werden sich die dynamische Alterung und die hohen Zuwachsraten der Hochaltrigen, in den zu erwartenden Zahlen der Pflegebedürftigen deutlich niederschlagen (Saß et al., 2015, S.444). Dieser Entwicklung folgt somit unter anderem, eine verstärkte Inanspruchnahme von Gesundheitsleistungen. In der Konsequenz wird es zu Umformungen in den sozialen Sicherungssystemen und in den Strukturen der gesundheitlichen Versorgung kommen (Saß et al., 2015, S.435). In Anlehnung an diesen Sachverhalt werden dadurch „die Strukturen der gesundheitlichen und pflegerischen Versorgung vor neue Herausforderungen" (Saß et al., 2015, S.435) und „veränderte Anforderungen" (Saß et al., 2015, S. 439) gestellt.

Langfristig betrachtet, resultieren aus den physischen und psychischen Veränderungen im Laufe des Lebens bestimmte Krankheiten sowie Funktionseinschränkungen oder Gebrechlichkeit, deren Wahrscheinlichkeit mit zunehmendem Lebensalter wächst (Saß Et al., 2015, S.435). Dieses sogenannte biologische Altern im Zusammenspiel mit der demografischen Alterung provoziert eine „andauernde Verschiebung des Krankheitsspektrums hin zu chronischen, mit dem Altern assoziierten Erkrankungen" (Saß et al., 2015, S.439). So weisen auch Demenzerkrankungen ein hohes Risiko für eine mögliche Pflegebedürftigkeit auf (Saß et al., 2015, S.444). Auf Grund dieser Entwicklung sind die Annahmen, welche davon ausgehen, dass „das Risiko, pflegebedürftig zu werden, mit dem Alter stark" (Saß et al., 2015, S.444) ansteigt durchaus gerechtfertigt. Ebenfalls von Bedeutung ist die Veränderung der „quantitativen Verhältnisse der Generationen zueinander" (Saß et al., 2015, S.444). Die Generation der Babyboomer erweist sich zahlenmäßig ausreichend genug, um die pflegerische Versorgung der Elterngeneration als Pflegekräfte oder pflegende Angehörige zu übernehmen. Erreichen folglich die Kinder der Babyboomer ein Alter, für das charakteristisch das Pflegerisiko hoch ist, werden deutlich weniger Erwachsene der nachwachsenden Generationen der pflegerischen

Betreuung gerecht werden können (Saß et al., 2015, S.444). Die Zahl pflegender Angehöriger nimmt zwar momentan noch zu, schließt jedoch nicht den Aspekt aus, dass das demografische Potenzial für die Zahl pflegender Angehöriger bereits rückläufig wird. Angesichts des Sachverhalts wird die Zahl bedingt durch die demografische Alterung, auch künftig abnehmen (Saß et al., 2015, S.445). Prognosen zufolge geht „binnen zehn bis 15 Jahren eine Lücke im Umfang von 100.000 bis 400.000 Pflegekräften" (Saß et al., 2015, S.445) einher. Infolgedessen resultiert ein möglicher Impuls, Pflegeleistungen stärker in den Bereich der professionellen Pflege zu verlagern. Demnach leitet sich ein stark ansteigender Bedarf an professionellen Pflegekräften ab, der die heutigen Beschäftigtenzahlen deutlich übersteigt (Saß et al., 2015, S.445).

AUTOR, JAHR [QUELLE]	(BASISJAHR) PROGNOSEJAHR	(PFLEGEBEDÜRFTIGE IM BASISJAHR DER PROGNOSE) PROGNOSTIZIERTE ZAHL DER PFLEGEBEDÜRFTIGEN – SZENARIO
Barmer GEK Pflegereport, 2014 [110]	(2010) **2030**	(2,5 Millionen) **3,5 Millionen – bei konstanten Pflegequoten**
Bertelsmann Stiftung, 2012 [111]	(2009) **2030**	(2,3 Millionen) **3,4 Millionen – bei konstanten Pflegequoten**
Bundesministerium für Gesundheit, 2011 [112]	(2010) **2030**	(2,2 Millionen) **3,2 Millionen – bei konstanten Pflegequoten**
Bomsdorf, Babel & Kahlenberg, 2010 [113]	(2005) **2020**	(2,1 Millionen) **2,8 Millionen – bei konstanten Pflegequoten** **2,6 Millionen – bei sinkenden Pflegequoten** (jeweils mittlere Bevölkerungsvariante)
Statistische Ämter des Bundes und der Länder, (2010) [114]	(2007) **2030**	(2,3 Millionen) **3,4 Millionen – bei konstanten Pflegequoten** **3,0 Millionen – bei sinkenden Pflegequoten**
Sachverständigenrat zur Begutachtung der Entwicklung im Gesundheitswesen, 2009 [115]	(2007) **2030**	(2,3 Millionen) **3,3 Millionen – bei konstanten Pflegequoten** **2,9 Millionen – bei sinkenden Pflegequoten**
Schulz, 2008 [116]	(2006) **2020**	(2,1 Millionen) **2,9 Millionen – bei konstanten Pflegequoten**
Kommission Nachhaltigkeit in der Finanzierung der Sozialen Sicherungssysteme (Rürup-Kommission), 2003 [117]	**2030**	**3,1 Millionen – bei konstanten Pflegequoten**
Schulz, Leidl & König, 2001 [118]	(1999) **2020**	(1,9 Millionen) **2,9 Millionen – bei konstanten Pflegequoten**

Tabelle 1: Prognosen zur Entwicklung der Pflegebedürftigen-Anzahl (Saß et al., 2015)

Die Werte verdeutlichen die gegenwärtige Situation und die zukünftige Entwicklung. Die aufgeführten Daten und Fakten nehmen zwar nur Bezug auf Deutschland, schließen damit jedoch die Übertragbarkeit auf ähnliche Entwicklungen in Europa nicht aus. An dieser Stelle bietet sich der Bezug auf Gans & Schmitz-Veltin (2010) an. Die beiden Autoren gehen davon aus, dass „Bevölkerungsrückgang, Alterung, Vereinzelung und Internationalisierung" (Gans & Schmitz-Veltin, 2010) Variablen sind, die „die zukünftige demografische Entwicklung in Europa" (Gans & Schmitz-Veltin, 2010) charakterisieren. Weiterhin wird diesbezüglich „die Alterung, die Zunahme der Zahl und/ oder des Anteils älterer Menschen an der Bevölkerung" (Gans & Schmitz-Veltin, 2010) als eine Entwicklung beschrieben, die in ganz Europa wahrzunehmen ist.

Diese internationale Problematik und die essentielle Bedeutung der Thematik für Gesellschaft und Politik, bietet einen Anreiz „wirksame Gegenmaßnahmen" (Saß et al., 2015, S.445) im Hinblick auf das Setting Pflege zu ergreifen. Somit soll schließlich die Möglichkeit geschafft werden, einer wachsenden Lücke zwischen dem Bedarf und dem Angebot an Pflegepersonal zu entgehen (Saß et al., 2015, S.445). Weiterhin übernimmt die Berufsgruppe auf Grund der verantwortungsvollen Tätigkeit im Setting Pflege und in der Betreuung der Patienten eine zentrale Bedeutung für die medizinische Versorgung der Bevölkerung (Afentakis, 2009, S.1). Dies bietet Anlass sich zu Gunsten einer attraktiveren Gestaltung von Arbeitsbedingungen mit der Belastung und der Arbeitssituation von Pflegekräften zu beschäftigen. Auf dieser Basis soll die Möglichkeit gestellt werden „Nachwuchs zu werben und vorhandenes Personal zu halten" (Bundesanstalt für Arbeitsschutz und Arbeitsmedizin, 2014).

Die Folgen des demografischen Wandels verändern die sozialen und strukturellen Lebensbedingungen der Gesellschaft und folglich die Arbeitssituation- und Belastung sowie die Beschäftigungsverhältnisse von Pflegekräften (Bengel, Strittmatter, Willmann, 2009, S.31). Die Arbeit nimmt eine Übertragung der Arbeitssituation von Pflegekräften auf den Kohärenzsinn vor und widmet sich somit dessen Zusammenhang mit den Arbeitsbedingungen sowie den Gesundheitseinschränkungen. Ergebnis der Arbeit ist die Veranschaulichung von Defiziten bezüglich der Arbeitsbedingungen im Setting Pflege mit negativen Auswirkungen auf die Gesundheit und dessen mögliche Ursache. Hierfür dient die Annahme, die ein geringes Vorhandensein von Schutzfaktoren thematisiert, aber vor allem einen gering ausgeprägten Kohärenzsinn für die Ausprägung und Entwicklung der negativen Auswirkungen verantwortlich sieht. Der Kohärenzsinn dient im übertragenen Sinne als Werkzeug für die Begründung und Herleitung der Risikofaktoren am Arbeitsplatz, unter Einbezug der negativen Auswirkungen und Folgen für die Gesundheit. Hieraus entsteht die Notwendigkeit, Maßnahmen zur Förderung von Schutzfaktoren und zur

Stärkung des Kohärenzsinns zu etablieren. Dadurch wird erkennbar, welche Bedeutung der Rolle beziehungsweise der Funktion des Kohärenzsinns im Zusammenhang mit den sich verändernden Herausforderungen und Arbeitsanforderungen im Setting Pflege entgegenkommt. Der Kohärenzsinn stellt somit eine Chance und einen Ansatzpunkt für die Verbesserung der Gesundheit am Arbeitsplatz dar.

Vor dem Hintergrund, die psychischen Arbeitsbedingungen in einer vorgenommenen Auswahl bestimmter Studien zu untersuchen, erfolgt zunächst eine allgemeine Veranschaulichung des gegenwärtigen Kenntnisstands, der dem Überblick der theoretischen Grundlagen sowie dem Verständnis dient. Die Arbeit setzt sich an dieser Stelle mit den Definitionen zentraler Begriffe auseinander und erläutert anschließend die hieraus resultierende Problematik. Der Begriffsdefinition folgt die notwendige Darstellung des salutogenetischen Modells von Gesundheit. Um in diesem Zusammenhang die abschließende Diskussion der Arbeit nachvollziehen zu können, wird Bezug auf das Gesundheits-Krankheits-Kontinuum sowie auf die Risiko- und Schutzfaktoren genommen. Diese stellen die Grundlage für die Erläuterung und Darstellung des Kohärenzsinns dar, welcher eine zentrale Bedeutung in der Arbeit annimmt. Unter Einbeziehung der jeweiligen Komponenten und deren Beziehung zueinander, der rigiden und starken Ausprägung des Kohärenzsinns sowie dessen Grenzen und Wirkungsweisen, als auch der verwandten Konzepte, wird die Darstellung des gegenwärtigen Kenntnisstands abgeschlossen. Die Arbeit knüpft an diesem Kapitel mit der allgemeinen Aufführung der Arbeitsanforderungen- und Belastungen im Setting Pflege an, um einen tieferen Einblick in die realitätsbezogenen Daten und Fakten zu gewährleisten. Nach Abschluss der Vermittlung aller zentralen Grundlagen für das nötige Verständnis und Hintergrundwissen beginnt die Arbeit an dieser Stelle mit der Vorstellung der Methodik, welche die Erläuterung der Datenbankrecherche sowie das Aufzeigen der Selektionskriterien bezüglich der verwendeten Studien beinhaltet. Dem folgt eine detaillierte Ausführung der Ergebnisse und neuer Erkenntnisse der Untersuchungen. Ergänzt wird dies durch die Verdeutlichung der methodischen und inhaltlichen Aspekte der Studienergebnisse, die unter anderem die Verdeutlichung der Limitationen und Einschränkung der Studien und ihren Werten hervorbringt. Die anschließende Diskussion der Arbeit beginnt zunächst mit der kritischen Auseinandersetzung der eigens erbrachten und durchgeführten Methodik. Im Weiteren erfolgt die Zusammenführung aller bisher erläuterten und erarbeiteten Komponenten und Kapitel zu einem logischen Verständnis. Anknüpfend erscheint eine in Eigenarbeit vorgenommene Interpretation und Veranschaulichung eines Zusammenhangs der Studienergebnisse mit den theoretischen Kenntnissen bezüglich des Kohärenzsinns vor dem Hintergrund der Arbeitsbedingungen im Setting Pflege.

2 Gegenwärtiger Kenntnisstand

2.1 Krankheit und Gesundheit

2.1.1 Definition von Krankheit

2.1.1.1 Schmidt & Unsicker (2003):

„Als Krankheit wird das Vorliegen von Symptomen und/ oder Befunden bezeichnet, die als Abweichung von einem physiologischen Gleichgewicht oder einer Re-
gelgröße (Norm) interpretiert werden können und die auf definierte Ursachen in-
nerer oder äußerer Schädigungen zurückgeführt werden können."

2.1.1.2 Pschyrembel (2002):

„Störung der Lebensvorgänge in Organen od. im gesamten Organismus mit der
Folge von subjektiv empfundenen bzw. objektiv feststellbaren körperlichen, geistigen bzw. seelischen Veränderungen."

2.1.2 Definition von Gesundheit

2.1.2.1 Weltgesundheitsorganisation (2014):

„Gesundheit ist ein Zustand des vollständigen geistigen, körperlichen und sozialen
Wohlergehens und nicht nur das Fehlen von Krankheit oder Gebrechen."

2.1.2.2 Talcott Parsons (1967):

„Gesundheit ist ein Zustand optimaler Leistungsfähigkeit eines Individuums, für
die wirksame Erfüllung der Rollen und Aufgaben für die es sozialisiert worden ist."

2.1.3 Problem der Definition von Gesundheit

Der Begriff Gesundheit wurde bereits mehrfach definiert. Allerdings erwies sich
eine klare Definition lange Zeit als schwierig. So meint auch Waller (2002, S. 11),
dass Gesundheit zum einen lediglich auf die körperliche Komponente bezogen werden kann, oder auf psychische, soziale oder ökologische Aspekte eingeht. Als
Schlussfolgerung daraus ergeben sich unterschiedliche Konzepte zur Wiederher-
stellung und zum Erhalt der Gesundheit. Somit wird sich in diesem Zusammenhang
auf die Behauptung beschränkt, dass eine „allgemein gültige, anerkannte wissen-
schaftliche Definition von Gesundheit" (Waller, 2002, S.11) nicht existiert.

2.2 Das salutogenetische Modell von Gesundheit

Der salutogenetische Ansatz geht davon aus, dass der „Kampf in Richtung Gesundheit als permanent und nie ganz erfolgreich" (Antonovsky, 1993a, S. 10) erfolgt. Der Erhalt von Gesundheit trotz vieler potenziell gesundheitsgefährdender Einflüsse, die Fähigkeit, sich von Erkrankungen wieder zu erholen sowie die Veranlagung, trotz extremster Belastungen den möglichen Krankheiten Stand zu halten, stellen relevante Fragestellung im salutogenetischen Ansatz dar. Zudem bilden sie zentrale Motive, welche sich als Ausgangspunkte in Antonovskys theoretischen und empirischen Arbeiten verfolgen lassen. In diesen hat Antonovsky den Neologismus „Salutogenese" geschaffen (Bengel, Strittmatter, Willmann, 2009, S.24). Der Hervorhebung des Gegensatzes „zur bisher dominierenden „Pathogenese" des biomedizinischen Ansatzes und des derzeitigen Krankheitsmodells, aber auch des Risikofaktorenmodells" (Bengel, Strittmatter, Willmann, 2009, S.24), wurde hierbei eine besondere Bedeutung zugeschrieben. Unter den Begriff der Salutogenese fällt die Betrachtung der Menschen, als mehr oder weniger gesund und gleichzeitig mehr oder weniger krank (Bengel, Strittmatter, Willmann, 2009, S.24). Betrachtet man Antonovskys Vorstellung über die Entstehung von Gesundheit, wird deutlich, dass diese von systemtheoretischen Überlegungen beeinflusst ist. Vor diesem Hintergrund, beschränkt sich die Beschreibung von Gesundheit auf „keinen normalen, passiven Gleichgewichtszustand, sondern auf ein labiles, aktives und sich dynamisch regulierendes Geschehen" (Bengel, Strittmatter, Willmann, 2009, S.25). Ungleichgewicht, Krankheit und Leiden stellen hierbei das Grundprinzip menschlicher Existenz dar. Dem folgt, dass Unordnung und die Tendenz zu mehr Entropie, einen allgegenwärtigen Stellenwert annehmen. Der Charakter und die Bedeutung der Entropie kann mit dem „Ausdruck für die allgegenwärtige Tendenz menschlicher Organismen, ihre organisierten Strukturen zu verlieren, aber ihre Ordnung auch wieder aufbauen zu können" (Bengel, Strittmatter, Willmann, 2009, S.25) gleichgesetzt werden. Der Aufbau von Gesundheit, welcher immer wieder erfolgen muss sowie der gleichzeitige Verlust von Gesundheit, sind stellvertretend für einen natürlichen und allgegenwärtigen Prozess anzusehen. Die salutogenetische Blickrichtung strebt eine relevante und unabwendbare Erweiterung zu den pathogenetischen Fragestellungen an und verfolgt eine sich gegenseitige Ergänzung beider Modelle (Bengel, Strittmatter, Willmann, 2009, S.26).

Im salutogenetischen Modell der Gesundheit verdeutlicht sich, dass „eine Reihe von Konstrukten mit der Entstehung beziehungsweise dem Erhalt von Gesundheit in Zusammenhang" (Bengel, Strittmatter, Willmann, 2009, S.28) gesetzt wird. Das

Kernstück des Modells, bildet der Kohärenzsinn, welcher durch das Gesundheits-Krankheits-Kontinuum, die Stressoren und durch die Spannungszustände sowie die generalisierten Widerstandsressourcen vervollständigt wird. Die „allgemeine Grundhaltung eines Individuums gegenüber der Welt und dem eigenen Leben" (Bengel, Strittmatter, Willmann, 2009, S.28), wird als „eine individuelle, psychologische Einflussgröße" (Bengel, Strittmatter, Willmann, 2009, S.28) bezeichnet, die den Gesundheits- und Krankheitszustand eines Menschen beeinflusst. In diesem Zusammenhang ist die Betonung der Unterschiede im Gesundheitszustand der verschiedenen Menschen vor dem Hintergrund gleicher äußerer Bedingungen von Bedeutung. Demnach resultiert die Annahme, dass die Ausprägung „der individuellen, sowohl kognitiven als auch affektiv-motivationalen Grundeinstellung" (Bengel, Strittmatter, Willmann, 2009, S.28) einen Indikator für die Fähigkeit darstellt, von den vorhandenen Ressourcen zu profitieren. Die Schutzfaktoren können anschließend für den Erhalt der Gesundheit und des Wohlbefindens verwendet werden. Diese Grundhaltung definiert die Bezeichnung als Kohärenzsinn. Die Ausprägung des Kohärenzsinns ist analog zum Gesundheitszustand einer Person sowie zur Genesung und zum Erhalt der Gesundheit zu betrachten (Bengel, Strittmatter, Willmann, 2009, S.28). Die Entwicklung der jeweiligen Grundeinstellung verfolgt eine gewisse Dynamik, die durch die zum Leben fortwährende Konfrontation mit neuen Lebenserfahrungen sowie deren Beeinflussung charakterisiert ist (Bengel, Strittmatter, Willmann, 2009, S.29).

2.3 Gesundheits-Krankheits-Kontinuum

Antonovsky (1997, S. 22-23) geht nicht von einem kranken oder gesunden Menschen aus. Er beschreibt vielmehr einen lebenden Menschen, der sich immer auf einem Kontinuum zwischen dem Gesundheitspol und dem Krankheitspol befindet. Ein lebender Mensch ist weder komplett gesund, noch komplett krank. Solange ein Mensch lebt, ist etwas gesund an ihm. Erst mit dem Tod ist der Mensch ganz auf der Seite des Krankheitspols. Ziel der Medizin ist es hier laut Antonovsky (1997, S. 22-23), den Menschen nicht weiter in Richtung des Krankheitspols wandern zu lassen, sondern ihn im Gegenteil weiter in Richtung Gesundheit zu bringen.

2.4 Risiko- und Schutzfaktoren

Der auch als Stressor bezeichnete Risikofaktor stellt Einflüsse auf einen Menschen dar, die ihn bezüglich der pathogenetischen Sichtweise krank werden lassen. Dementsprechend löst zum Beispiel ein Erreger eine Krankheit aus. In diesem Fall wird der Erreger als Stressor kategorisiert. In diesem Zusammenhang ist es von Bedeutung zu erwähnen, dass die Annahme, Stressoren seien dauerhaft schädlich, nicht sinnvoll und auch nicht zu rechtfertigen ist (Antonovsky, 1997, S. 26). Als Begründung dient die salutogenetische Sichtweise, in der von einer ständigen Präsenz von Risikofaktoren ausgegangen wird. Diesen kann durch gute Adaptation und Schutzfaktoren entgegengewirkt werden. So kann dieser unter der Vorrausetzung, dass eine Person über die richtigen Ressourcen verfügt eine gesundheitsförderliche Wirkung entfalten (Antonovsky, 1997, S. 24-31). Der Schutzfaktor stellt somit das Gegenstück bezüglich des Risikofaktors dar. Dieser trägt die Verantwortung einem Risikofaktor unschädliche oder sogar gesundheitsfördernde Auswirkungen zu entnehmen (Antonovsky, 1997, S. 24-31).

Die Arbeitspsychologie nimmt eine Unterscheidung zwischen personen- und bedingungsbezogenen Ebenen bezüglich von Risiko- und Schutzfaktoren vor. Während die erstgenannte Ebene Merkmale und Kompetenzen beschreibt, „die an eine Person gebunden sind" (Bamberg et al., 2006, S.13), geht die bedingungsbezogene Ebene davon aus, dass Merkmale und Faktoren, „durch die Umwelt - Situation, Arbeitsaufgabe, Organisation - gegeben sind" (Bamberg et al., 2006, S.13). Sowohl die Risikofaktoren auf der personenbezogenen, als auch die auf der bedingungsbezogenen Ebene, nehmen im arbeitspsychologischen Stressmodell die Position entscheidender Einflussgrößen ein. Stressoren gelten als Merkmale, die mit erhöhter Wahrscheinlichkeit Stressfolgen herbeiführen können (Greif, 1991; Kahn & Byosiere, 1992; Zapf & Semmer, 2004). Diese können sich im Rahmen von Arbeitsbedingungen entwickeln und sind somit durch diese gegeben. Aber auch Merkmale und Eigenschaften der Person gelten als Auslöser von Stressprozessen. Unter personenbezogenen Risikofaktoren fasst man beispielsweise Variablen wie Erkrankungen oder Ärger zusammen. Hierbei entfaltet ein Risikofaktor nicht zwingend eine stressauslösende Wirkung auf jedes Individuum. Wird jedoch beispielsweise in der Krankenpflege über längere Zeit hinweg unter starkem Zeitdruck gearbeitet, erhöht sich die Wahrscheinlichkeit emotionaler Erschöpfung. Dieses Verständnis von Stressoren beziehungsweise Risikofaktoren gewährleistet unter anderem die Berücksichtigung interindividueller Unterschiede. Der Ansatz lässt sich ins Verhältnis mit dem Konzept der Risikofaktoren in der Epidemiologie setzten. Hier ist die Sichtweise dominierend, die davon ausgeht, dass nicht jedem Krankheitserreger eine Erkrankung oder gar der Tod folgt (Zapf & Semmer, 2004, S.1012). Bedingungsbezogene Stressoren, die sich aus den Arbeitsbedingungen und Arbeitsaufgaben entwickeln, sind bereits multipel untersucht worden. Zu den Stressoren werden Aspekte wie „Arbeitsintensität, arbeitsorganisatorische Probleme und Umgebungsbelastungen wie Lärm" (Bamberg et al., 2003, S. 50) gezählt. Die Identifizierung der bedingungsbezogenen Stressoren und der personenbezogenen Risikofaktoren stellt eine essentielle Maßnahme bezüglich der Entwicklung zielgerichteter Interventionen dar (Bamberg et al., 2003, S. 50). Weiterhin wird die Entwicklung allgemeiner Präventionsmaßnahmen für häufig auftretende Konstellationen von Stressoren ermöglicht, umso gewisse Stressfolgen von einzelnen Individuen minimieren zu können (Bamberg et al., 2006, S.13). Sind Pflegekräfte beispielsweise einem hohen Zeitdruck ausgesetzt, dann wird der Prüfung folgender Fragen eine zentrale Bedeutung zugesprochen: „Wie ist das Arbeitsvolumen? Wie verändert sich das Arbeitsvolumen über die Zeit? Welche Rolle spielen ineffektive Handlungsstrategien der Beteiligten?" (Bamberg et al., 2006, S.14).

Ein weiterer essentieller Ausgangspunkt des arbeitspsychologischen Stressmodells wird durch gewisse Ressourcen oder auch Schutzfaktoren konstruiert. Diese sind ein Mittel zum Einsatz der Bewältigung von Anforderungen, um somit das Auftreten von Stressoren vermeiden zu können, ihr Ausmaß zu mildern beziehungsweise ihre Wirkung zu vermindern (Zapf & Semmer, 2004, S. 1042). Bedingungsbezogene Ressourcen, sind wie schon bei den Risiken, durch den Rahmen der Arbeitsaufgabe und der Organisation gegeben. Die wichtigsten Ressourcen stellen die Komponenten der Kontrolle, des Handlungsspielraums oder der Autonomie sowie der sozialen Unterstützung dar. Personenbezogene Ressourcen nehmen Bezug auf „Fähigkeiten und Mittel, über die ein Individuum selbst verfügt" (Bamberg et al., 2006, S.14). Diese definieren beispielsweise soziale Kompetenzen oder Bewältigungsstrategien. Ressourcen verdeutlichen im Stressprozess eine mehrfache Wirkung. Sie entfalten eine direkte Wirkung auf die Gesundheit, beispielsweise durch den Kohärenzsinn oder indirekt über den veränderten Umgang mit Stressoren. Laut Bamberg et al. (2006) wird dies unter anderem durch die Erweiterung des Handlungsspielraumes garantiert. Ressourcen entfalten eine Wirkung auf Bewertungs- und Bewältigungsprozesse und stellen daher einen wichtigen Ansatzpunkt dar, um eine präventive und rehabilitative Wirkung auf arbeitsbedingten Stress auszuüben. Als Beispiele für potentielle Ressourcen bei Arbeiten unter Zeitdruck lassen sich Zeitmanagementstrategien und mehr Spielraum für die Beschäftigten, sich ihre Zeit selbst einzuteilen, heranführen (Bamberg et al., 2006, S.14).

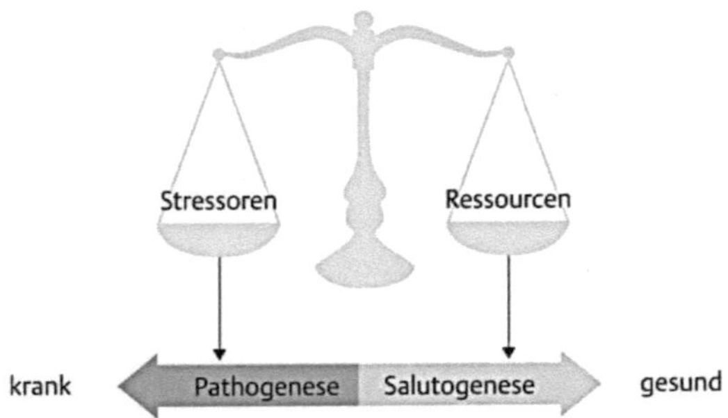

Abbildung 2: Stressoren und Ressourcen auf dem Gesundheits-Krankheits-Kontinuum (Georg Thieme Verlag, 2015)

2.5 Der Kohärenzsinn

2.5.1 Verstehbarkeit, Handhabbarkeit und Sinnhaftigkeit

2.5.1.1 Gefühl von Verstehbarkeit:

Diese Komponente geht auf die Beschreibung ein, welche „die Erwartung beziehungsweise die Fähigkeit von Menschen, Stimuli als geordnete, konsistente, strukturierte Informationen verarbeiten zu können" (Bengel, Strittmatter, Willmann, 2009, S.29) thematisiert. Sie schließt die Konfrontation mit Reizen, die chaotisch, willkürlich, zufällig und unerklärlich sind somit aus. Menschen mit einem hohen Maß an Verstehbarkeit sind sich der Vorhersagbarkeit von Stimuli bewusst. In diesem Sinne folgt dem zufälligen oder überraschenden Auftreten von Reizen die Fähigkeit, diese entsprechend einordnen zu können (Bengel, Strittmatter, Willmann, 2009, S.29). Das Eintreten eines Ereignisses wird folglich akzeptiert und ermöglicht eine Erklärung dessen. Dies zieht jedoch nicht die Schlussfolgerung nach sich, dass das Einstehen solcher Stimuli erwünscht ist (Antonovsky, 1997, S. 34). Verstehbarkeit ist demnach mit der Bezeichnung eines kognitiven Verarbeitungsmusters gleichzusetzten (Bengel, Strittmatter, Willmann, 2009, S.29).

2.5.1.2 Gefühl von Handhabbarkeit/ Bewältigbarkeit:

Diese Komponente stellt die Überzeugung eines Menschen dar, Schwierigkeiten als lösbare Herausforderungen zu betrachten (Bengel, Strittmatter, Willmann, 2009, S.29). Man definiert dieses Element als das „Ausmaß, in dem man wahrnimmt, daß man geeignete Ressourcen zur Verfügung hat, um den Anforderungen zu begegnen" (Bengel, Strittmatter, Willmann, 2009, S.29). Sie beschreibt somit die Fähigkeit, die eigenen, einem zur Verfügung stehenden Ressourcen zu erkennen und nutzen zu können, damit man den durch die Stimuli ausgehenden Anforderungen im Alltag bestmöglich begegnet. Dabei stehen unterschiedliche Ressourcen zur Verfügung (Antonovsky, 1997, S. 35). Die Handhabbarkeit geht hierbei über die Verfügung der eigenen Ressourcen und Kompetenzen hinaus. Das Vertrauen und der Glaube, die Überwindung von Schwierigkeiten durch die Hilfe von anderen Personen oder einer höheren Macht bewältigen zu können, vervollständigt diese Komponente (Bengel, Strittmatter, Willmann, 2009, S.29). Zu diesen zählen Freunde, Partner, Kollegen, Gott, ein Arzt oder andere bedeutende Personen im Leben eines Menschen, zu denen eine Person Vertrauen hat. Ergänzend zur Verstehbarkeit sieht man sich bei einem guten Vermögen an Handhabbarkeit nicht als das Opfer oder fühlt sich nicht hilflos. Menschen mit einer hohen Handhabbarkeit wissen, dass negative Situationen eintreten können, wissen allerdings auch mit ihnen umzugehen (Antonovsky, 1997, S. 35). Handhabbarkeit ist demnach mit der Bezeichnung eines kognitiv-emotionalen Verarbeitungsmusters gleichzusetzten (Bengel, Strittmatter, Willmann, 2009, S.29).

2.5.1.3 Gefühl von Sinnhaftigkeit/ Bedeutsamkeit:

Diese Dimension beschreibt das Ausmaß, in dem man das Leben als emotional sinnvoll empfindet und spiegelt somit die emotionale Komponente wider. Hier zeigt sich, in welcher Weise und in welchem Ausmaß das Leben als sinnvoll angesehen wird und als nützlich betrachtet werden kann, Mühen und Energie aufzubringen, um Probleme und Anforderungen, die das Leben stellt, zu bewältigen. Personen mit einem hohen Maß an Bedeutsamkeit nehmen negative Ereignisse als Herausforderung und Erfahrung wahr und sind motiviert ihr bestmöglichstes zu geben, um diese Schicksale zu überwinden (Antonovsky, 1997, S. 35-36). Dieser motivationalen Komponente spricht Antonovsky eine besondere Bedeutung zu. Bleiben die Erfahrung von Sinnhaftigkeit und die positiven Erwartungen an das Leben aus, ergibt sich abhängig von der Ausprägung der anderen beiden Komponenten ein niedriger Wert des vollständigen Kohärenzsinns (Bengel, Strittmatter, Willmann, 2009, S.30). In der Konsequenz eines stark ausgeprägten Kohärenzsinns ergibt sich, unter Aktivierung der für diese spezifische Situation angemessene Ressourcen, die flexible Reaktion einer Person auf gewisse Anforderungen (Bengel, Strittmatter, Willmann, 2009, S.30). Der Kohärenzsinn „wirkt als flexibles Steuerungsprinzip, als Dirigent, der den Einsatz verschiedener Verarbeitungsmuster (Copingstile, Copingstrategien) in Abhängigkeit von den Anforderungen anregt" (Bengel, Strittmatter, Willmann, 2009, S.30). Der Kohärenzsinn ist folglich nicht mit Copingstilen gleichzusetzen, sondern folgt der Definition einer übergeordneten und steuernden Funktion (Antonovsky, 1993d).

2.5.2 Beziehungen zwischen den Komponenten

Es gibt acht verschiedene Möglichkeiten der Zusammenhänge zwischen den jeweiligen Komponenten des Kohärenzsinns. Diese werden um eine vereinfachte Darstellung zu gewährleisten im Folgenden tabellarisch aufgeführt.

Typus	Verstehbar-keit	Handhabbar-keit	Bedeutsam-keit	Vorhersage
1	hoch	hoch	hoch	stabil
2	niedrig	hoch	hoch	selten
3	hoch	niedrig	hoch	Veränderung nach oben
4	niedrig	niedrig	hoch	Veränderung nach oben
5	hoch	hoch	niedrig	Veränderung nach unten
6	hoch	niedrig	niedrig	Veränderung nach unten
7	niedrig	hoch	niedrig	selten
8	niedrig	niedrig	niedrig	stabil

Tabelle 2: Dynamischer wechselseitiger Zusammenhang der SOC-Komponenten (Antonovsky, 1997, S. 37)

Typus 1 und 8, die durch jeweils durchgehend hohe oder niedrige Werte gekennzeichnet sind, sind durch eine gewisse Stabilität charakterisiert. Diesbezüglich ist die Ansicht einer im allgemeinen kohärenten oder inkohärenten Welt vertreten. Eher als eine Seltenheit gilt die Kombination von Typus 2 und 7, die ein hohes Maß an Handhabbarkeit, aber nur ein recht geringes Maß an Verstehbarkeit thematisieren. Diese Einstufung erfolgt auf Grund der Annahme Antonovskys (1997, S. 37), die einem hohen Ausmaß an Handhabbarkeit ein hohes Maß an Verstehbarkeit voraussetzt. In diesem Zusammenhang sollte sich jedoch nicht das Verständnis verallgegenwärtigen, dass eine ausgeprägte Verstehbarkeit die Bedeutung nach sich zieht, „dass man glaubt, die Dinge gut handhaben zu können" (Antonovsky, 1997, S. 37). Die Typen 3 und 6 folgen einer inhärent-instabilen Betrachtungsweise. Die Kombination aus einem hohen Maß an Verstehbarkeit und einem niedrigen Maß an Handhabbarkeit erzeugt einen starken Drang nach Veränderung. Die Richtung der Veränderung wird durch die Komponente der Bedeutsamkeit bestimmt. Versteht man ein Problem und ist gewillt dies zu ändern, so wird man die Suche nach einer Lösung nicht aufgeben, ehe man eine gefunden hat. Erkennt man allerdings keinen Nutzen in der Lösung des Problems, so folgt mit der Zeit eine Abstumpfung und Immunität gegen die Reize der Stimuli (Antonovsky, 1997, S. 37-38). Eine Kodierung der beiden Typen würde wie folgt aussehen (Antonovsky, 1997, S. 38):

Vhoch + Hniedr. + Bhoch	$\longrightarrow$	Vhoch + Hhoch + Bhoch
Vhoch + Hniedr. + Bniedr.	$\longrightarrow$	Vniedr. + Hniedr. + Bniedr.

Die Bedeutsamkeit nimmt in Bezug auf den Kohärenzsinn einen zentralen Stellenwert ein. Typus 5 zeigt, dass ein hohes Verständnis für das vorliegende Problem und eine ausgeprägte Handhabbarkeit der Ressourcen nicht zur Lösung des Problems beitragen, solange kein Interesse besteht die vorhandenen Mittel einzusetzen. Im Laufe der Zeit geht allerdings das Verständnis sowie die Verfügungsgewalt über vorhandene Ressourcen verloren (Antonovsky, 1997, S. 38). Typus 4 ist von einer hohen Bedeutsamkeit, aber auch von einer niedrigen Verstehbarkeit und Handhabbarkeit geprägt. In diesem Fall zeigt die Person ein hohes Interesse etwas an der derzeitigen Situation ändern zu wollen. Lediglich das fehlende Wissen und die nicht vorhandenen Ressourcen schränken diese Umsetzung ein. Antonovsky zieht hier als Beispiel Personen aus dem Warschauer Ghetto heran, deren Wille zur Veränderung bestand, ihre Situation aber grundsätzlich aussichtslos erschien (Antonovsky, 1997, S. 38). Die Kodierung der beiden Typen würde wie folgt aussehen (Antonovsky, 1997, S. 38):

Vhoch + Hhoch + Bniedr. $\longrightarrow$ Vniedr. + Hniedr. + Bniedr.

Vniedr. + Hniedr. + Bhoch $\longrightarrow$?

2.5.3 Rigider und starker Kohärenzsinn

Antonovsky (1997, S. 40-41) entnahm seinen Studien, dass es zwei Arten von Menschen mit einem hohen Kohärenzsinn gibt. Einer dieser war nicht von Authentizität gekennzeichnet, da jene Personen überall im Fragebogen sehr hohe Werte bezüglich des Kohärenzsinns auswählten. Antonovsky empfand es als inkorrekt „jemanden als Person mit einem sehr starken SOC einzustufen, der behauptet, nahezu alles zu verstehen, der meint, es gebe für fast jedes Problem eine Lösung, und für den Zweifel nicht tolerierbar sind" (Antonovsky, 1997, S. 41). Dessen Auftreten war in seinen Fragebogenuntersuchungen meist auf vier bis fünf Prozent der Teilnehmer zurückzuführen. Diese konnten der Studie unproblematisch entnommen werden (Antonovsky, 1997, S. 40-41). Einer rigiden Person scheint also alles verstehbar, handhabbar und bedeutsam. Das ließe Langeweile zu einem profunden Stressor werden, der das Gefühl für die Sinnhaftigkeit eliminieren würde. Solch eine Person würde im Laufe der Zeit durch die Erkenntnisse der Realität in ein tiefes Loch fallen. Die Wahrnehmung eines Menschen für sämtliche Probleme immer eine Lösung zu haben, die jedoch nicht existiert, hemmt die Suche nach richtigen Lösungen. Antonovsky (1997, S. 41) verweist hier auf die Unterscheidung zwischen dem Gefühl des Selbst und dem Gefühl der Identität. Das Selbst bezieht sich auf grundlegende Schichten der Persönlichkeit, die die Vermittlung eines bestimmten Zwecks anstreben. Die Identität bezieht sich auf den Komplex sozialer Rollen des Individuums. Manche Menschen geben ihre Identität auf und widmen sich der Suche nach alternativen Identitäten, wenn der spezifische Komplex von Rollen das Selbst nicht mehr passend widerspiegelt. Bezüglich des Kohärenzsinns, lässt sich folgender Sachverhalt darstellen. Eine Person mit einem ausgeprägten Selbst und einer starken Identität wird einen hohen und starken Kohärenzsinn aufweisen. Eine Person mit schwachem Selbst und schwacher Identität hingegen, wird nur einen geringen Kohärenzsinn besitzen. Weiterhin sind Personen zu erwähnen, die sich eine vorgegebene Identität schaffen, um sich vor ihrem schwachen Selbst zu verstecken und um Ängste zu bewältigen (Antonovsky, 1997, S. 41-42). Koestler (1967, S. 42) gibt für erfolgreiche Adaptation und Hierarchien „feste Regeln, die jedoch Raum für flexible Strategien lassen und von Feedback geleitet werden" vor. Somit sind Menschen in der Lage von einem starken Kohärenzsinn geprägt zu sein ohne an einer rigiden geschaffenen Identität festzuhalten.

2.5.4 Grenzen des Kohärenzsinns

Der Kohärenzsinn weist Grenzen auf, die sich über ein Desinteresse an bestimmten Tätigkeiten definieren. Antonovsky (1997, S. 39-40) verweist hierbei auf seine Tiefeninterviews in denen er immer wieder bemerkt hat, dass Personen mit einem hohen Kohärenzsinn trotzdem Bereiche thematisierten, denen sie kaum Verstehbarkeit, Handhabbarkeit und Bedeutsamkeit zuwiesen. Demnach charakterisiert der Kohärenzsinn vielmehr die Grenzen, welche ihm gegenübergestellt werden. Vier Bereiche sind für Antonovsky (1997, S. 39-40) ausschlaggebend und lassen sich in ihrer „Signifikanz nicht leugnen" (Antonovsky, 1997, S. 39). Hierzu zählen die eigenen Gefühle, die unmittelbaren interpersonellen Beziehungen sowie seine wichtigste eigene Tätigkeit und existenzielle Fragen bezüglich des Todes, des unvermeidbaren Scheiterns, der persönlichen Fehler, der Konflikte und der Isolation (Antonovsky, 1997, S. 39).

2.5.5 Wirkungsweisen des Kohärenzsinns

Antonovsky verdeutlicht, dass bezüglich des Kohärenzsinns unterschiedliche Wirkungsweisen angenommen werden können. Der Kohärenzsinn kann eine direkte Wirkung auf verschiedene Systeme des Organismus (zum Beispiel Zentralnervensystem, Immunsystem, Hormonsystem) entfalten (Bengel, Strittmatter, Willmann, 2009, S.37). Hierbei werden unter anderem gedankliche Prozesse (Kognitionen) beeinflusst, die eine Entscheidung darüber tätigen, „ob Situationen als gefährlich, ungefährlich oder als willkommen bewertet werden" (Bengel, Strittmatter, Willmann, 2009, S.37). Geschlussfolgert werden kann somit, dass zwischen dem Kohärenzsinn und der Auslösung komplexer Reaktionen auf verschiedenen Ebenen ein Zusammenhang besteht. Demnach beruht der Kohärenzsinn nicht nur auf der Beeinflussung und Bewältigung von Spannungszuständen, sondern macht zudem eine direkte Wirkung als Filter bei der Verarbeitung von Informationen deutlich. Als weitere Wirkungsweise wird die Mobilisation von vorhandenen Ressourcen deutlich. Folgt dem erfolgreichen Einsatz dieser Ressourcen eine Spannungsreduktion, so wirkt dieser „damit indirekt auf die physiologischen Systeme der Stressverarbeitung" (Bengel, Strittmatter, Willmann, 2009, S.37). Die kurzfristigen physiologischen Stressaktionen der Anspannung stellen hierbei keinen gesundheitsschädigenden Effekt dar, sofern sie durch eine anschließende Erholungsphase ausgeglichen werden. Von einer Schädigung wird erst in dem Moment ausgegangen, in dem die selbstregulativen Prozesse des Systems gestört sind (Bengel, Strittmatter, Willmann, 2009, S.37). Antonovsky reduziert in seinem Modell „Gesundheit auf den körperlichen oder (scheinbar) objektiven Aspekt" (Bengel, Strittmatter, Willmann, 2009, S.43). Er definiert eine direkte Beziehung zwischen körperlicher Gesundheit und SOC und äußert sich beschränkt über mögliche Beziehungen zwischen SOC und Aspekten psychischer Gesundheit wie Wohlbefinden und Lebenszufriedenheit (Bengel, Strittmatter, Willmann, 2009, S.43). Seit der Vorlegung des Konzeptes des Kohärenzsinns von Antonovsky, berufen sich die Schätzungen veröffentlichter Forschungsarbeiten bezüglich des Kohärenzsinns auf nicht viel mehr als 200 Studien (Bengel, Strittmatter, Willmann, 2009, S.42). Der heutige Stand der Forschung bietet jedoch Ergebnisse, die Hinweise auf Zusammenhänge zwischen dem Kohärenzsinn und verschiedenen Aspekten psychischer Gesundheit geben, welche deutlicher sind als solche zwischen dem Kohärenzsinn und körperlicher Gesundheit. Entgegen den formulierten Untersuchungshypothesen wird teilweise kein direkter Einfluss von SOC auf die körperliche Gesundheit gefunden. (Bengel, Strittmatter, Willmann, 2009, S.44). Vor diesem Hintergrund sollte der von Antonovsky formulierte direkte Einfluss von SOC auf die körperliche Gesundheit kritisch beurteilt werden (Bengel, Strittmatter, Willmann, 2009, S.46). Demnach sind „zur Klärung dieser Frage weitere Studien mit angemessenem Forschungsdesign notwendig" (Bengel, Strittmatter, Willmann, 2009, S.46).

2.5.6 Verwandte Konzepte

Analog zu Antonovskys Kohärenzsinn wurden in den letzten Jahren weitere psychologische Konzepte entwickelt. Diese widmen sich der Erklärung, wie individuelle Eigenschaften Einfluss auf die Entstehung und Veränderung von Gesundheit und Krankheit nehmen. Die Konzepte werden häufig unter der Bezeichnung „interne oder personale Protektivfaktoren" diskutiert. Interne Protektivfaktoren sind „als dispositionelle, wenn auch veränderbare Persönlichkeitsmerkmale, wie auch als situationsspezifische Denk- oder Verhaltensstile" zu verstehen. Weiterhin können spezifische Gesundheitsverhaltensweisen die Wirkung als Protektivfaktoren entfalten, da angenommen wird, dass spezifische Verhaltensweisen die Erhaltung von Gesundheit fördern. Hierzu lässt sich beispielsweise die Inanspruchnahme präventiver Angebote des Gesundheitssystems zählen. Personale Protektivfaktoren thematisieren insbesondere die Konzepte „Gesundheitliche Kontrollüberzeugungen" (Wallston & Wallston, 1978), „Selbstwirksamkeitserwartung" (Bandura, 1977; 1982), „Widerstandsfähigkeit" (Kobasa, 1979; Kobasa, Maddi & Kahn, 1982), „Optimismus" (Scheier & Carver, 1985; 1987), „Seelische Gesundheit als Eigenschaft" (Becker, 1992) und wahrgenommene bzw. erwartete „soziale Unterstützung" (Cohen & Syme, 1985; Schwarzer & Leppin, 1989).

2.5.6.1 Gesundheitliche Kontrollüberzeugungen:

Gesundheitliche Kontrollüberzeugungen entsprechen den Erwartungen eines Individuums, dass Gesundheit und Krankheit beeinflussbar sind. Dies steht nicht in Abhängigkeit von der objektiven Möglichkeit, Einfluss nehmen zu können (Wallston & Wallston, 1978). Das Verständnis beruht im Unterschied zu Antonovsky mehr auf spezifische, situationsabhängige als auf stabile, personenabhängige Faktoren. Hierbei kommt der Unterscheidung in internale, externale und fatalistische Kontrollüberzeugungen eine zentrale Bedeutung zu. Personen mit internalen Kontrollüberzeugungen sind von der Beeinflussbarkeit des Gesundheitszustandes durch eigenes Handeln überzeugt. Hingegen dominiert bei Personen mit externalen Überzeugungen die Ansicht, ihre Gesundheit sei abhängig von anderen Individuen oder äußeren Bedingungen wie beispielsweise einer medikamentösen Behandlung. Personen mit fatalistischen Überzeugungen sind der Überzeugung, ihre Gesundheit dem Schicksal, Glück oder Zufall zu sprechen zu können (Bengel, Strittmatter, Willmann, 2009, S.53).

2.5.6.2 Selbstwirksamkeitserwartung:

Kontrolle stellt auch in einem weiteren sozialpsychologischen Konstrukt, der Selbstwirksamkeitserwartung (Bandura, 1977; 1982), einen zentralen Aspekt dar. Bezüglich gesundheitspsychologischen Fragestellungen wird dieser eine immer größer werdende Bedeutung zu gesprochen. Die Selbstwirksamkeitstheorie Banduras beschreibt die Annahme, dass das Verhalten einer Person durch Effizienzerwartung und Ergebniserwartung dominiert wird. Entscheidend ist, dass die Antizipation eines positiven Ergebnisses allein keine ausschlaggebende Wirkung bezüglich einer Verhaltensänderung bewirkt. Verdeutlicht werden sollte „die Überzeugung, eine Leistung oder ein bestimmtes Verhalten auch real ausüben zu können" (Bengel, Strittmatter, Willmann, 2009, S.54). Selbstwirksamkeit bildet sich durch die erfolgreiche Bewältigung von Erfahrungen des Individuums mit Situationen aus (Bengel, Strittmatter, Willmann, 2009, S.54). Diese Entwicklung fördert die Ausprägung angemessener Bewältigungsstrategien. Selbstwirksamkeitserwartungen stellen einen festen Bestandteil der individuellen Bewertung eigener Copingmöglichkeiten dar. In dessen Konsequenz tragen diese somit zur Bewältigung von Krisen und zur Gestaltung des eigenen Lebensraumes bei (Rippetoe & Rogers, 1987). Der Ursprung der Selbstwirksamkeitserwartungen geht von situationsabhängigen Überzeugungen aus und gilt somit nicht als stabile Persönlichkeitseigenschaft. An dieser Stelle verdeutlicht sich der Unterschied der Theorie bezüglich Antonovskys Ansatz. Dieser legt keinen Wert auf die Unterscheidung zwischen Ergebnis- und Effizienzerwartungen. Beide Aspekte sind jedoch in der Komponente der Handhabbarkeit enthalten. Hierbei wird von dem Vertrauen ausgegangen, dass einem die geeigneten Ressourcen zur Verfügung stehen, um gewissen Ereignissen entgegenwirken zu können (Bengel, Strittmatter, Willmann, 2009, S.55).

2.5.6.3 Widerstandsfähigkeit:

Diese Persönlichkeitseigenschaft wird von Kobasa verglichen mit Antonovsky, „nicht als statisches Wesensmerkmal betrachtet, dessen Entwicklung bald abgeschlossen und dann im Erwachsenenalter nahezu unveränderbar ist" (Bengel, Strittmatter, Willmann, 2009, S.55). Die Eigenschaften werden als persönliche Stile angesehen, die auf Grund der Auseinandersetzung des Individuums mit der Umwelt einer dynamischen Entwicklung folgen. Die Sichtweise verdeutlicht, dass eine Veränderbarkeit zugelassen wird, wodurch diese weniger von Pessimismus gekennzeichnet ist. Die Widerstandsfähigkeit umfasst drei Komponenten. Diese weisen nicht nur untereinander inhaltliche Überschneidungen auf, sondern sind auch durch große Nähe zu den drei Komponenten des Kohärenzsinns charakterisiert. Die Widerstandfähigkeit wird durch Engagement (Commitment), Kontrolle (Control) und Herausforderung (Challenge) gebildet (Bengel, Strittmatter, Willmann, 2009, S.29). Menschen mit hoher Widerstandsfähigkeit äußern eine gewisse Neugier auf das Leben und verkörpern ein deutliches Engagement in allen Lebensbereichen (Commitment). Hierfür ist die Fähigkeit von Nöten, „von der Bedeutung der eigenen Person, des eigenen Handelns und der eigenen Entscheidungsfähigkeit überzeugt zu sein" (Bengel, Strittmatter, Willmann, 2009, S.56). Weiterhin stellen das soziale Handeln und das Engagement einen Bestandteil der beschriebenen Eigenschaft dar. Kontrolle (Control) ist mit dem Gegenteil von Hilflosigkeit gleichzusetzten. Personen mit hoher Widerstandsfähigkeit vertreten somit die Überzeugung, „kontrollierend in ihre Umgebung eingreifen und Einfluss nehmen zu können" (Bengel, Strittmatter, Willmann, 2009, S.56). Der Selbstverantwortlichkeit des Handelns und die Möglichkeit, durch die selbstbestimmten Aktivitäten eine Reduzierung von negativen Auswirkungen bezüglich Belastungen herbeizuführen, wird besonders betont und in den Vordergrund gestellt. Unterschieden wird hierbei zwischen externaler (fremd- oder von außen bestimmter) und internaler (selbstbestimmter) Kontrolle. Personen mit hoher Widerstandsfähigkeit äußern die Wahrnehmung, Lebensveränderungen als Herausforderung anzusehen (Bengel,

Strittmatter, Willmann, 2009, S.56). Zudem beschreiben diese das Gefühl, Änderungen „als normal und spannend, als Chance für inneres Wachstum und nicht etwa als Bedrohung der eigenen Sicherheit (Challenge)" (Bengel, Strittmatter, Willmann, 2009, S.56) zu empfinden. Sie widmen sich aktiv der Suche nach neuen Erfahrungen und sind in der Lage, mit unerwarteten Situationen umzugehen. Zudem verdeutlichen diese Personen Offenheit und kognitive Flexibilität. Die letztere Komponente deutet auf generelle Unterschiede bezüglich des Kohärenzsinns hin, da Veränderung und nicht Stabilität als normative Lebensweise betrachtet wird. Die Persönlichkeitsvariable „Widerstandsfähigkeit" ist durch zwei unterschiedliche Mechanismen der Einflussnahme auf die Gesundheit charakterisiert. Die Widerstandsfähigkeit kann eine Wirkung als Puffer entfalten, „der Personen Stress anders wahrnehmen lässt und dazu beiträgt, dass Individuen erfolgreiche Copingstrategien zur Lösung ihrer Probleme anwenden" (Bengel, Strittmatter, Willmann, 2009, S.29). In diesem Fall ist von einer indirekten Wirkung der Widerstandsfähigkeit auf die Gesundheit auszugehen. Die Wahrnehmung und Bewertung eines belastenden Ereignisses unterliegt einer gewissen Beeinflussung und folgert eine erfolgreiche, aktive Bewältigung von Situationen, die durch aversive Reize charakterisiert sind (Ouellette-Kobasa & Puccetti, 1983).

2.5.6.4 Dispositioneller Optimismus:

Ein weiterer persönlichkeitspsychologischer Ansatz ist auf Scheier & Carver zurückzuführen (1985; 1987). Unter dispositionellem Optimismus wird „ein über Zeit und Situationen hinweg relativ stabiles Persönlichkeitsmerkmal, das Personen befähigt, ihre Umwelt in einer spezifischen Weise wahrzunehmen" (Scheier & Carver, 1985; 1987) zusammengefasst. Personen tendieren dazu, positive Ereignisse zu erwarten. Zudem kennzeichnen sie die Hoffnung und Zuversicht in Bezug auf den Ausgang von Ereignissen. Das Konstrukt beruft sich auf einem Selbstregulationsmodell von Verhalten (Scheier & Carver, 1990). Dieses Modell beschreibt die Annahme, „dass durch Selbstaufmerksamkeit Diskrepanzen zwischen momentanem Verhalten und Verhaltenszielen wahrgenommen werden" (Bengel, Strittmatter, Willmann, 2009, S.57), dessen eine Analyse der Gründe und Barrieren folgt. In diesem Analyseprozess wird die Bewertung der Wahrscheinlichkeit einer Reduktion der Diskrepanz vorgenommen. Die Ergebniserwartung übt einen Einfluss auf das weitere Verhalten aus. Aus einer negativen Ergebniserwartung resultiert ein Abbruch oder eine verringerte Investition von Energie. Bei günstiger Ergebniserwartung folgt die Investition von Anstrengungen zur Zielerreichung. Dispositioneller Optimismus unterliegt der Betrachtung eines handlungsrelevanten oder ursächlichen Verhaltens. Im Umkehrschluss wird somit der Aspekt, den dispositionellen Organismus als Folge gelungener Handlungen wahrzunehmen ausgeschlossen. Die Wirkungsweise auf die Gesundheit ist noch nicht eindeutig geklärt. Ein Puffereffekt oder indirekter Effekt der Disposition auf die Gesundheit über Stressbewältigungsmechanismen, wird als Vermutung herangezogen (Bengel, Strittmatter, Willmann, 2009, S.57). Optimisten charakterisieren ein eher problembezogenes Coping und eine aktive Suche nach sozialer Unterstützung (Scheier, Weintraub & Carver, 1986). Die erfolgreiche Bewältigung von Stress äußert eine direkte Wirkung auf körperliche Beschwerden. Mehrere Studien bestätigen den protektiven Effekt des dispositionellen Optimismus auf die körperliche Gesundheit. Weiterhin profitieren das psychische Wohlbefinden, die Lebenszufriedenheit sowie die präventiven Gesundheitsverhaltensweisen von diesem persönlichkeitspsychologischen Ansatz (Chamberlain et al., 1992; Scheier & Carver, 1987; Wieland-Eckelmann & Carver, 1990).

3 Arbeitsanforderungen im Setting Pflege

Afentakis (2009) berichtet nach Angaben des statistischen Bundesamtes, dass im Jahr 1997 noch rund 32% der Patienten von Behandlungsfällen im Krankenhaus 65 Jahre und älter waren, hingegen ist die Zahl im Jahr 2007 auf rund 43% gestiegen (Afentakis, 2009, S.2). Analog zur Abnahme der Selbstversorgungsfähigkeit im höheren Alter, ist eine Zunahme der Multimorbidität zu beobachten.

Belastungszahlen je Pflegevollkraft nach	1997	1998	1999	2000	2001	2002	2003	2004	2005	2006	2007
Behandlungsfällen	48	50	51	52	52	53	54	54	56	56	58
zu versorgenden Betten	504	509	507	505	493	489	480	474	478	475	479

Tabelle 3: Belastungszahlen je Pflegevollkraft von 1997 bis 2007
(Afentakis, 2009)

Aus dieser Entwicklung und dem steigenden Anteil älterer Patienten/-innen resultiert laut Afentakis (2009) eine zunehmende Belastung für das Pflegepersonal in Krankenhäusern. Ergänzend stellen sich zudem auch „zeitliche Belastungsfaktoren" (Bundesanstalt für Arbeitsschutz und Arbeitsmedizin, 2014, S.1) ein. „Die ambulante und (teil-)stationäre medizinische Versorgung der Bevölkerung muss zu allen Tages- und Nachtzeiten sichergestellt sein" (Afentakis, 2009, S.2). In Konsequenz dessen, beschreibt Afentakis eine große Arbeitsflexibilität, die von Gesundheits- und Krankenpflegerinnen/-pflegern verlangt wird. Variablen wie ein „ständiger, regelmäßiger oder gelegentlicher Schichtdienst (69%) sowie Samstagsarbeit (85%), Sonn- und Feiertagsarbeit (84%), Abendarbeit (82%) und Nachtarbeit (58%)" sind regelmäßige Komponenten, von denen Gesundheits- und Krankenpflegerinnen/-pfleger im Jahr 2007 besonders stark betroffen sind (Afentakis, 2009, S.3). Laut Aussagen der Bundesanstalt für Arbeitsschutz und Arbeitsmedizin (2014) resultiert folglich eine Einschränkung des Soziallebens sowie der Erholungsmöglichkeiten von Pflegekräften. Die Bundesanstalt für Arbeitsschutz und Arbeitsmedizin (2014) berichtet über die Tatsache, dass bereits innerhalb eines Arbeitstages die „Erholung in diesen Berufen vielfach zu kurz" kommt. Ein weiterer Gesichtspunkt zur Beurteilung der Arbeitsbedingungen wird durch die Überstunden und die geleistete Wochenarbeitszeit ersichtlich. Im Jahr 2007 wurde deutlich, dass knapp 22% dieser Berufsgruppe mehr als normalerweise arbeiten (Afentakis, 2009, S.3). Der Durchschnitt von 22,8 Stunden verdeutlicht, dass verglichen mit den Teilzeitbeschäftigten aus Gesundheitsdienstberufen und der Gesamtwirtschaft, „teilzeitbeschäftigte Gesundheits- und Krankenpflegerinnen/-pfleger im

Mittel 1,1 Stunden mehr pro Woche tätig" (Afentakis, 2009, S.3) sind. Arbeitsbedingte Gesundheitsprobleme und belastende Faktoren geben ebenfalls Aufschluss über die Arbeitsbedingungen im Setting Pflege. Afentakis (2009) fasst zusammen, dass 16% der befragten Gesundheits- und Krankenpflegerinnen/-pflegern von mindestens einem arbeitsbedingten Gesundheitsproblem in den letzten 12 Monaten berichteten. Der Vergleich mit dem Anteil der Beschäftigten in Gesundheitsdienstberufen und in der Gesamtwirtschaft machen die zunehmende Belastung deutlich. Denn der Anteil der Beschäftigten in Gesundheitsdienstberufen und in der Gesamtwirtschaft mit mindestens einem arbeitsbedingten Gesundheitsproblem in den letzten 12 Monaten ist mit 6,4% bzw. 6,5% deutlich geringer (Afentakis, 2009, S.3). Als Hauptbeschwerden gingen besonders „Gelenk-, Knochen- oder Muskelbeschwerden und zwar insbesondere im Rückenbereich" (Afentakis, 2009, S.3) hervor. „Auch hier lag der Anteil der betroffenen Gesundheits- und Krankenpflegerinnen/-pfleger mit 87% höher als bei den Beschäftigten in Gesundheitsdienstberufen (76%) und in der Gesamtwirtschaft (77%)" (Afentakis, 2009, S.4). Mit durchschnittlich 38,1 Fehltagen im Bereich der Gesundheits- und Krankenpflegerinnen/-pflegern, stellt Afentakis (2009) fest, dass diese deutlich länger ausfallen als in Gesundheitsdienstberufen und in der Gesamtwirtschaft (28,3 bzw. 21,8 Fehltage). Charakteristische Indikatoren für die bestehenden Arbeitsbedingungen kategorisieren sich beispielsweise über „schwierige Körperhaltungen, Bewegungsabläufe oder Hantieren mit schweren Lasten sowie Zeitdruck und Arbeitsüberlastung" (Afentakis, 2009, S.4). Vergleicht man Aspekte körperlicher Belastung wie „Arbeiten im Stehen, Heben und Tragen schwerer Lasten sowie Arbeiten in Zwangshaltung", so kommt die Bundesanstalt für Arbeitsschutz und Arbeitsmedizin (2014) zu dem Entschluss, dass diese Anforderungen ebenfalls deutlich öfter den Arbeitsalltag von Gesundheits- und Krankenpflegerinnen/-pfleger dominieren als beim Durchschnitt anderer Erwerbstätiger.

Auch die psychischen Arbeitsanforderungen sind charakteristische Merkmale in Pflegeberufen (Bundesanstalt für Arbeitsschutz und Arbeitsmedizin, 2014, S.1). Gekennzeichnet sind diese durch „starkem Termin- und Leistungsdruck als auch häufige Störungen und Unterbrechungen" (Bundesanstalt für Arbeitsschutz und Arbeitsmedizin, 2014, S.1). Zudem ist der Arbeitsalltag bei Drei Viertel der Krankenpfleger/-innen gekennzeichnet durch die gleichzeitige Ausführung verschiedener Arbeiten sowie bei mehr als der Hälfte durch schnelles Arbeiten (Bundesanstalt für Arbeitsschutz und Arbeitsmedizin, 2014, S.2). Außerdem berichtet die Bundesanstalt für Arbeitsschutz und Arbeitsmedizin (2014) von fast einem Drittel der Krankenpfleger/-innen, die häufig an der Grenze der Leistungsfähigkeit arbeiten – dies entspricht doppelt so viel wie dem Durchschnitt der Gesamtwirtschaft.

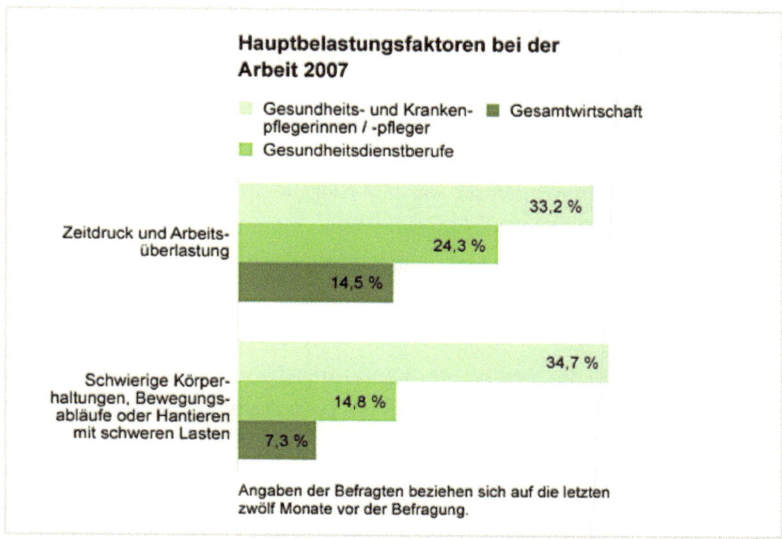

Abbildung 3: Hauptbelastungsfaktoren im Setting Pflege des Jahres 2007 (Afentakis, 2009)

4 Methodik des Reviews

4.1 Definition eines systematischen Reviews

Ein systematischer Review kennzeichnet Sekundärforschung, bei der zu einer klar formulierten Frage alle verfügbaren Primärstudien systematisch und nach expliziten Methoden identifiziert, ausgewählt und kritisch bewertet und die Ergebnisse extrahiert und deskriptiv oder mit statistischen Methoden quantitativ zu einer Meta-Analyse zusammengefasst werden. Nicht jeder systematische Review führt jedoch zu einer Meta- Analyse. Eine subjektive Teilauswahl der Studien wird durch dieses Verfahren ausgeschlossen (Arbeitsgruppe Glossar im DNEbM 2007).

4.2 Datenbankrecherche

An dieser Stelle soll der Vorgang der Literatursuche verdeutlicht werden. Zunächst wird mit der Darstellung der verwendeten Datenbanken und Schlüsselwörter begonnen. Die Online-Portale PubMed und Google Scholar wurden auf Grund von Empfehlungen und einer guten Handhabung zur Recherche bezüglich der Arbeitsbedingungen von Pflegekräften herangezogen. Mit Hilfe der angegebenen Datenbanken wurde systematisch nach sämtlichen Studiendesigns zur vorliegenden Fragestellung gesucht. Die Suche wurde mit Fachbegriffen wie „nurses", „nurses health", „health", „workplace" und „working conditions" in verschiedenen Kombinationen durchgeführt. Die Suchbegriffe wurden systematisch variiert und mit Hilfe von „and" und „or" verknüpft. Zudem wurden diese auf nur allgemeine Formulierungen und somit auf wenige begrenzt. Grund hierfür ist, dass versucht wurde bei der Recherche nicht nach spezifischen Arbeitsbedingungen und dessen Konsequenzen zu fragen, umso eine vielfältige Grundlage zu erhalten, die erst durch die im nächsten Kapitel kommenden Ein- und Ausschlusskriterien begrenzt wird. Eine reine Einschränkung auf den deutschsprachigen Raum als Herkunftsregion der Untersuchungen war in dieser Datenbank nicht möglich. Die Erfahrung mit der Datenbank PubMed zeigte, dass erst die Kombination der Suchbegriffe eine sinnvolle Literaturrecherche ermöglicht. Ergänzend wurde die Funktion „Similar articles" genutzt, die sich bezüglich geeigneter Studien als sehr sachdienlich und erfolgreich erwies. Somit ergab sich vor der Anwendung von Ein- und Ausschlusskriterien eine Gesamtanzahl von 283 Artikeln. Des Weiteren wurde die Recherche mit Hilfe des Überblicks an Forschungsartikeln von RN4CAST ergänzt. Dessen Studien sind darauf ausgerichtet, eine Momentaufnahme der Bewertungen der Krankenhausarbeitsplätze und der Qualität der Pflege in Europa zu erhalten. Die wissenschaftlichen Arbeiten umfassen eine Auswahl von 36 Untersuchungen. Die Literaturverzeichnisse von Büchern und Review-Artikeln, welche sich mit den Arbeitsbedingungen von Gesundheits- und Krankenpflegerinnen/-pflegern auseinandersetzen, wurden auf Artikel, die noch nicht durch die Datenbankrecherche erfasst wurden, durchsucht. Ausdrücklich im Text erwähnten Literaturhinweisen wurde nachgegangen. Die Suche nach geeigneten Studien wurde Ende März 2018 abgeschlossen. Somit wurden alle Arbeiten einschließlich dieser Zeitangabe berücksichtigt. Der Beginn des Suchzeitraums beschränkt sich auf das Jahr 2009, wodurch die Artikel der letzten zehn Jahre eingeschlossen sind.

4.3 Selektionskriterien

Bezüglich der definierten Zielsetzung sind keine systematischen Reviews oder Metaanalysen bekannt. Im Rahmen der vorliegenden systematischen Übersichtsarbeit wurden folgende Ein- und Ausschlusskriterien gewählt. Publikationen, welche nicht aus dem englischen oder deutschen Sprachraum stammen und Artikel, deren Thema sich nicht mit den Arbeitsbedingungen in Zusammenhang mit Gesundheitsschädigungen- und Beeinträchtigungen befassten, wurden ausgeschlossen. Weiterhin fanden Untersuchungen, die sich rein auf den asiatischen Raum beschränkten, ebenfalls keine Anwendung. Nicht eingeschlossen wurden Studien, auf deren Basis eine Identifizierung sowie Ableitung von Risikofaktoren eingeschränkt ist. Tragen sich diese rein auf der bedingungs- oder personenbezogenen Ebene zu und definieren zudem physische Beeinträchtigungen, so bleiben diese Untersuchungen bezüglich der Auswahl ebenfalls unberücksichtigt. Ein weiteres Ausschlusskriterium definiert sich über die Zugänglichkeit der Studien. Sind diese durch eine intensive Recherche nicht zu erfassen und für die Öffentlichkeit nicht zugänglich, so fanden diese keine Anwendung. Eingeschlossen wurden Studien, deren Population sich auf Gesundheits- und Krankenpflegerinnen/-pfleger begrenzt. Die Analysen thematisieren deren Arbeitsbedingungen, woraufhin die Ergebnisse einen Zusammenhang zwischen diesen und den berichteten Gesundheitsschädigungen verdeutlichen. Die Schlussfolgerungen der jeweiligen Studien erlauben die Herstellung eines Rückschlusses bezüglich des Kohärenzsinns. Um eine genaue Analyse und Interpretation der Studienergebnisse zu gewährleisten, der den Rahmen der Arbeit nicht übersteigt, beschränkt sich die eingeschlossene Anzahl auf fünf Studien. Letztendlich wurden hauptsächlich Studien ausgewählt, die durch RN4CAST veröffentlicht wurden. Die Auswahl begrenzt sich auf einen Forschungsartikel, eine Mehrebenenanalyse, eine Multi-Länder-Multi-Level-Studie sowie auf eine gruppenvergleichende Querschnittsstudie als auch auf eine reguläre Querschnittsstudie. In Anbetracht der Ein- und Ausschlusskriterien, erscheint die Zusammenstellung der genannten Studien angemessen.

5 Ergebnisse

5.1 Methodische Aspekte der Studien

	Autor	Jahr	Titel
1	Chiara Dall'Ora et al.	2015	Association of 12 h shifts and nurses' job satisfaction, burnout and intention to leave: findings from a cross-sectional study of 12 European countries
2	Constanze Leineweber et al.	2016	Nurses' practice environment and satisfaction with schedule flexibility is related to intention to leave due to dissatisfaction: A multi-country, multilevel study
3	Constanze Leineweber et al.	2014	Nurses' Practice Environment and Work-Family Conflict in Relation to Burn Out: A Multilevel Modelling Approach
4	Linda H Aiken et al.	2012	Patient safety, satisfaction, and quality of hospital care: cross sectional surveys of nurses and patients in 12 countries in Europe and the United States
5	Brigitte Jenull et al.	2008	Burnout und Coping in der stationären Altenpflege. Ein regionaler Vergleich an examinierten Pflegekräften

Tabelle 4: Bibliographische Angaben der eingeschlossenen Studien

	Autor	Jahr	Studienausschluss	Dauer der Befragung
1	Chiara Dall'Ora et al.	2015	spezialisierte Pflegeinheiten (Intensivpflege, Langzeitpflege)	Juni 2009 bis Juni 2010
2	Constanze Leineweber et al.	2016	• Schweden:Identifizierung der aktuellen Arbeitseinheit unmöglich • Griechenland: geringe Anzahl an Befragten und teilnehmenden Krankenhäusern	Januar 2009 bis Juni 2010
3	Constanze Leineweber et al.	2014	• Abteilungen mit weniger als 10 Befragten • Krankenhäuser mit weniger als 3 Abteilungen	Februar 2010
4	Linda H Aiken et al.	2012	unzureichend und nicht voll ausgebildete, professionelle Krankenschwestern (nach den Standards des jeweiligen Landes)	2009 bis 2010

	Autor	Jahr	Studienausschluss	Dauer der Befragung
5	Brigitte Jeull et al.	2008	• keine österreichische Staatsbürgerschaft • männliche Pflegekräfte • Pflegeheime ohne öffentlicher Trägerschaft	Februar bis Oktober 2004

Tabelle 5: Eckdaten der eingeschlossenen Studien

	Autor	Jahr	Rekrutierung
1	Chiara Dall'Ora et al.	2015	• Länderauswahl: Belgien, England, Finnland, Deutschland, Griechenland, Irland, Niederlande, Norwegen, Polen, Spanien, Schweiz, Schweden • 33659 registrierte Pflegekräfte aus insgesamt 488 Krankenhäusern
2	Constanze Leineweber et al.	2016	Länderauswahl: Belgien, England, Finnland, Deutschland, Griechenland, Irland, Niederlande, Norwegen, Polen, Spanien, Schweiz, Schweden Akutkrankenhäuser mit mindestens 100 Betten (gemischte Altersgruppen oder nur Erwachsene)
3	Constanze Leineweber et al.	2014	8620 Teilnehmern aus 369 Abteilungen in 53 Akutkrankenhäusern Schwedens mit direkter medizinischer/ chirurgischer Versorgung
4	Linda H Aiken et al.	2012	Europa: 79 Akutkrankenhäuser aus Schweden und 409 einbezogene Krankenhäuser aus Belgien, England, Finnland, Deutschland, Griechenland, Irland, Niederlande, Norwegen, Polen, Spanien, Schweden und Schweiz 33 659 Krankenschwestern aus medizinisch-chirurgischen Einheiten (mit Ausnahme von Schweden) USA: 617 Akutkrankenhäuser aus Kalifornien, Pennsylvania, Florida und New Jersey 61 168 professionelle Pflegekräfte aus allen Einheitstypen
5	Brigitte Jenull et al.	2008	• 49 Pflegeheime aus Kärnten: 161 examinierte Pflegekräfte (140 Frauen, 21 Männer) • 32 Pflegeheime aus Wien290 examinierte Pflegekräfte(263 Frauen, 27 Männer) → Ausschlusskriterien ergeben 59 examinierte Pflegekräfte aus Kärnten und 78 aus Wien

Tabelle 6: Rekrutierung der eingeschlossenen Studien

	Autor	Jahr	Messung
1	Chiara Dall'Ora et al.	2015	• Messung/ Aufzeichnung der Schichtlänge: – Abfrage der tatsächlichen Anzahl der Arbeitsstunden bezüglich der letzten Schicht → Einteilung in fünf Kategorien (≤ 8, 8.1-10, 10.1-11.9, 12-13, > 13) – differenzierte Beschreibung der Tages- und Nachtschicht (Unterscheidung von festen und rotierenden Schichten nicht möglich) – Umfrage bezüglich Überstunden in der letzten Schicht sowie Ausübung von Vollzeitarbeit im Krankenhaus • Messung/ Aufzeichnung von Burnout: – Maslach Burnout Inventory (MBI): Bewertung dreier Dimensionen von Burnout durch drei verschiedene Subskalen: [1] emotionale Erschöpfung [2] Depersonalisation [3] persönliche Leistung – Anzeigen eines Burnouts auf Grund hoher Punktzahlen für emotionale Erschöpfung (≥ 27) und Depersonalisation (≥ 13) und niedrige Punktzahlen für persönliche Leistungen (≤ 31) Messung/ Aufzeichnung der Zufriedenheit: Umfrage: „Wie zufrieden sind Sie mit Ihrer Arbeit?" – Angaben auf einer Vier-Punkte-Skala mit Antwortoptionen von „sehr unzufrieden" bis „sehr zufrieden" • Messung/ Aufzeichnung der Flexibilität des Arbeitszeitplans: Umfrage: „Wie zufrieden sind Sie mit der Flexibilität des Arbeitszeitplans?" → Angaben auf einer Vier-Punkte-Skala mit Antwortoptionen von „sehr unzufrieden" bis „sehr zufrieden" (Kombination der Antworten „sehr unzufrieden" und „ein wenig unzufrieden" und Zusammenfassung der Antworten „mäßig zufrieden" und „sehr zufrieden" zu einer dichotomen Variable)

	Autor	Jahr	Messung
2	Constanze Leineweber et al.	2016	• Messung/ Aufzeichnung der Praxisumgebung: – Praxisumweltskala des Pflegearbeitsindex – [1] „Personal- und Ressourcenadäquanz" (Angemessenheit der Ressourcen zur Erfüllung der Anforderungen) [2] „Einfluss der Pflegekraft auf Krankenhausangelegenheiten" [3] „Pflegemodell" [4] „Führung und Unterstützung für Pflegekräfte" (Schlüsselelemente der Führung) [5] „Arzt-Beziehung"(Qualität der Beziehungen zwischen Ärzten und Krankenschwestern im Krankenhaus) → Angaben auf einer Vier-Punkte-Skala mit Antwortoptionen von „stimme überhaupt nicht zu" bis „stimme voll zu" • Messung/ Aufzeichnung der Zufriedenheit mit der Flexibilität des Zeitplans: Umfrage: „Wie zufrieden sind Sie mit den folgenden Aspekten Ihres Arbeitsplatzes?" → Angaben auf einer Vier-Punkte-Skala • Messung/ Aufzeichnung der Absicht einzelner Pflegekräfte den Pflegeberuf/ aktuellen Arbeitsplatz zu verlassen: – Umfrage: „Wenn möglich, würden Sie Ihr aktuelles Krankenhaus aufgrund von Unzufriedenheit mit der Arbeit innerhalb des nächsten Jahres verlassen?" – Unterscheidung zwischen der Absicht, den Arbeitsplatz zu verlassen, und der Absicht, den Beruf zu verlassen: „Wenn ja, welche Art von Arbeit würden Sie suchen?" → Antwortoptionen: „Pflege in einem anderen Krankenhaus" (Beibehaltung des Pflegeberufs), „Krankenpflege, aber nicht in einem Krankenhaus" (Beibehaltung des Pflegeberufs) und „Nicht-Pflege" (Absicht, den Pflegeberuf zu verlassen) – Unterscheidung zwischen der Absicht den Pflegeberuf beizubehalten sowie die Absicht den derzeitigen Arbeitsplatz von denjenigen verlassen wollen, die beabsichtigen zu bleiben

	Autor	Jahr	Messung
3	Constanze Leineweber et al.	2014	• Messung/ Aufzeichnung des Arbeit-Familien-Konflikts: – Umfrage: „Inwieweit haben Sie das Gefühl, dass Ihre Arbeit Ihr Privatleben negativ beeinflusst?" → Angaben auf einer Fünf-Punkte-Skala von „sehr stark"" zu „einem sehr geringen Grad" → Kategorisierung des Arbeit-Familien-Konflikts in „niedrig" (bis zu einem sehr kleinen/ kleinen Grad), „mittel" (teilweise) und „hoch" (zu einem sehr hohen/ hohen Grad) • Messung/ Aufzeichnung des Arbeitsumfelds auf Abteilungsebene: – Praxis-Umweltskala des Pflegearbeitsindex – Verwendung dreier Teilskalen: [1] "Staff adäquacy": Bewertung der Angemessenheit der Ressourcen durch die Pflegekräfte, um die Anforderungen zu erfüllen [2] "Leadership & Support für RNs": Schlüsselelemente der Führung [3] "Krankenschwester-Arzt-Beziehung": (Qualität der Arbeitsbeziehungen zwischen Ärzten und Krankenschwestern) → Angaben auf einer Vier-Punkte-Skala mit Antwortoptionen von „stimme überhaupt nicht zu" bis „stimme voll zu" – Ausschluss folgender Unterskalen: „Auswirkungen der Krankenschwester auf Krankenhausangelegenheiten" und „Pflegemodell" (auf Grund hoher Multikollinarität mit den anderen Dimensionen) • Messung/ Aufzeichnung von Burnout: – Maslach Burnout Inventory Human Service Survey – Zustimmung der Teilnehmer zu einer Reihe von Fragen auf einer siebenstufigen Ratingskala von 0 („nie") bis 6 („jeden Tag") – Subskalen: [1] emotionale Erschöpfung [2] Depersonalisation [3] persönliche Leistung

	Autor	Jahr	Messung
4	Linda H Aiken et al.	2012	• Messung/ Aufzeichnung der Arbeitsumgebung der Pflegekräfte: – Praxisumweltskala des Pflegearbeitsindex – Bewertung modifizierbarer organisatorischer Verhaltensweisen, der Managementunterstützung für Pflegepersonal, der Beteiligung an Krankenhausangelegenheiten und der Arzt-Krankenschwester-Beziehungen und Förderung der Pflegequalität • Messung/ Aufzeichnung von Burnout: – Maslach Burnout Inventory Human Service Survey – Subskalen: [1] emotionale Erschöpfung [2] Depersonalisation [3] persönliche Leistung • Unterscheidung von Krankenschwestern bezüglich: – Unzufriedenheit oder Zufriedenheit mit der Arbeit – Absicht, den Arbeitsplatz im nächsten Jahr zu verlassen oder beizubehalten – eher fair oder schlecht als gut oder ausgezeichnete Qualität der Versorgung auf der Station – Zuversicht oder Bedenken, dass die Patienten ihre eigene Pflege bei der Entlassung selbst übernehmen könnten – Zuversicht und Selbstbewusstsein oder Bedenken und Sorgen, dass das Krankenhausmanagement Probleme bei der Patientenversorgung lösen würde • Kontrolle der Krankenhauseigenschaften: [1] Größe [2] Lehrstatus [3] Technologie

	Autor	Jahr	Messung
5	Brigitte Jenull et al.	2008	• Untersuchungsinstrument: dreiteiliger Selbstbeurteilungsfragebogen • Teil 1: – Erfassung von Arbeitsbelastungen in der stationären Altenpflege (Vorlage: Zimber und Weyerer, 1998) – Fragen nehmen direkten Bezug auf die Arbeit mit den Patienten und den Arbeitsbedingungen: → „Der starke körperliche Verfall mancher Bewohner und Bewohnerinnen macht die Arbeit zu belastend." → „Bei der Arbeit bin ich durch den hohen Zeitdruck belastet." – Einsatz qualitativer Interviews zum Arbeitsalltag in der stationären Altenpflege – Inhaltliche Erweiterung des Fragebogens bezüglich der Themen „Arbeit mit Angehörigen" und „Umgang mit den Tabuthemen Tod und Sterben" • Teil 2: – Fragebogen zur Beanspruchung durch Humandienstleistungen – Definition des Konstrukts Burnout als Folge von Arbeitsbelastungen • Teil 3: – subjektive Einschätzung der eigenen, allgemeinen Gesundheit herangezogen – Eigenbericht der Krankheitstage – Erhebung individueller Copingstrategien:„Was hilft Ihnen Stress abzubauen?" – Erhebung der Berufsmotive im soziodemografischen Bereich des Fragebogens: „Geben Sie Gründe für Ihre Berufswahl an."

Tabelle 7: Messverfahren in den eingeschlossenen Studien

5.1.1 Dall'Ora et al. (2015):

Der Studie lassen sich folgende Limitationen entnehmen. Die Herleitung eines kausalen Zusammenhangs zwischen der Schichtlänge der Pflegekräfte und den berichteten Ergebnissen der Pflegekräfte, wird durch das angewandte Querschnittsdesign eingeschränkt. Zudem besteht die Möglichkeit, dass einige nicht gemessene Faktoren unberücksichtigt in die Studie aufgenommen wurden. Die Erhebung einiger relevanter Aspekte der Schichtarbeit blieb ebenfalls unberücksichtigt, da sich die Ausrichtung der Studie nicht primär auf die Thematik der Schichtarbeit beschränkte. Hierzu zählen zusammenfassend die Anzahl sowie die Art der Überstunden, die Möglichkeit während der Schicht zu pausieren, die Gelegenheit Ruhe zwischen den Schichten wahrzunehmen, als auch das Schlafmuster sowie die Gesamtarbeitsstunden pro Woche. Eine weitere Einschränkung bestand in der Untersuchung bezüglich fester oder rotierender Muster der Arbeitnehmer. Aus früheren Studien ist bekannt, dass festangestellte Nachtarbeiter verglichen mit fest angestellten oder rotierenden Arbeitnehmern von erhöhten Chancen bezüglich der Arbeitsunzufriedenheit ausgehen können. Darüber hinaus wurde die Vereinbarkeit von Beruf und Privatleben von Krankenschwestern sowie die Verpflichtungen mit Kindern oder Familienangehörigen nicht charakterisiert.

5.1.2 Leineweber et al. (2016):

Obwohl die Studie dazu beiträgt, wie Faktoren die Absichten von Pflegenden beeinflussen, den Pflegeberuf oder seinen derzeitigen Arbeitsplatz zu verlassen, sind folgende Einschränkungen zu beachten. Zunächst ist die Absicht den Arbeitsplatz sowie den Beruf zu verlassen, auf die Unzufriedenheit mit der Arbeit zurückzuführen. Dem folgt eine kritische Verallgemeinerung bezüglich der allgemeinen Absicht zu gehen. Daher müssen weitere relevante Gründe in Betracht gezogen werden, die die Arbeitnehmer veranlassen den Pflegeberuf zu verlassen. Zu diesen zählen beispielsweise arbeitsbezogene Faktoren, wie schwere körperliche Arbeitsbelastungen. In diesem Zusammenhang sind weitere Gründe den Arbeitsplatz zu verlassen, als die der Arbeitsunzufriedenheit, nicht eindeutig ersichtlich. Als weitere Überlegung bezüglich gewisser Limitationen kann die angewandte Querschnittsgestaltung herangezogen werden. Studienteilnehmer, die beabsichtigen ihren Beruf sowie ihren aktuellen Arbeitsplatz zu verlassen, laufen Gefahr ihre Arbeitsumgebung und deren Schichtplanflexibilität generell schlechter zu bewerten. Dies erlaubt keine Rückschlüsse auf die Kausalität oder die Richtung der Assoziationen. Des Weiteren ist in Hinblick auf die Zufriedenheit mit der Zeitplanflexibilität nicht der Grad dieser bekannt. Weitere in dieser Studie unbeachtete Variablen, die die Absicht von Pflegekräften beeinflussen, sind Faktoren wie der persönliche Hintergrund und die Vereinbarkeit von Beruf und Privatleben, die ebenfalls Berücksichtigung finden sollten.

5.1.3 Leineweber et al. (2014):

Diese Studie weist ebenfalls auf Grund des verwendeten Querschnittdesigns eine gewisse Einschränkung auf. Grund hierfür ist, dass die Studie auf eine Assoziation zwischen einem Arbeits-Familien-Konflikt und einer emotionalen Erschöpfung hindeutet. Die Untersuchung gibt jedoch keine Hinweise bezüglich einer Beziehung zwischen einem Arbeits-Familien-Konflikt und einer Depersonalisation oder der persönlichen Leistung. In der Studie wird ein Zusammenhang zwischen einer ausgeprägten emotionalen Erschöpfung und der Krankheit des Burnouts deutlich. Als mögliche Erklärung für den signifikanten Zusammenhang bezüglich der emotionalen Erschöpfung, könnte die in den vergangenen Jahren zunehmenden emotionalen und quantitativen Arbeitsanforderungen herangezogen werden.

5.1.4 Aiken et al. (2012):

Die vorliegende Studie wurde ebenfalls unter der Verwendung eines Querschnittdesigns durchgeführt. Diese Tatsache erlaubt, trotz der Konsistenz der länderübergreifenden Ergebnisse keinen Nachweis bezüglich einer Kausalität. Weiterhin ist die Sprache als bedeutende Limitation zu nennen. Unter Verwendung von Methoden, die der Überprüfung der Genauigkeit von Übersetzungen diente, wurde die Anwendbarkeit der Konzepte über Kulturen und Sprachen bestätigt. Trotz dieser Maßnahme, ist die Beeinflussung der Ergebnisse durch Unterschiede in der Sprache, denen die Hervorrufung verschiedener Reaktionen folgt, nicht auszuschließen. Trotz der Ähnlichkeit bei der Auswahl von Krankenpflegern in den europäischen Ländern, die somit eine Vergleichbarkeit der Länder erlaubt, sollte die Interpretation etwaiger Unterschiede zwischen den USA und den europäischen Ländern, kritisch erfolgen. Die Stichprobe der Krankenhauskrankenschwestern in den USA war durch eine breitere Auswahl als in Europa gekennzeichnet und umfasste zudem nicht-medizinische chirurgische Krankenschwestern.

5.1.5 Jenull et al. (2008):

Die vorliegende Studie ist in ihrer Aussagekraft in folgenden Aspekten begrenzt. Das verwendete Erhebungsinstrument bedarf einer Absicherung hinsichtlich der Gütekriterien. Die Beschränkung auf eine reduzierte Stichprobengröße ist auf die benötigte und gewünschte Vergleichbarkeit der Teilstichproben zurückzuführen. Die Studie zieht lediglich die Erhebung von Rücklaufquoten mit ein und verzichtet in diesem Zuge auf eine Dropout-Analyse. Die positive oder negative Verzerrung der realen Abbildung der Stichprobe bezüglich der Grundgesamtheit wird in der Studie nicht eindeutig aufgegriffen. Abschließend kann nicht von einer Generalisierung der Ergebnisse auf einen anderen als den stationären Altenpflegebereich ausgegangen werden.

5.2 Inhaltliche Aspekte der Studien

5.2.1 Dall'Ora et al. (2015):

Die Ergebnisse zeigen, dass insgesamt 8666 Krankenschwestern von einer hohen emotionalen Erschöpfung berichten, während sich 3127 Krankenschwestern bezüglich einer hohen Depersonalisierung äußern. Des Weiteren deuten 5300 Krankenschwestern eine geringe persönliche Leistung an. 8268 Krankeschwestern konnte die Aussage entnommen werden, dass sie mit ihrer Arbeit sehr oder ein wenig unzufrieden sind. 8016 Krankenschwestern hingegen berichten, sehr oder wenig unzufrieden mit der Arbeitsflexibilität zu sein. 10440 Personen äußern die Absicht, ihren derzeitigen Arbeitsplatz zu verlassen. Krankenschwestern, die in ihrer letzten Schicht zwölf Stunden oder länger arbeiteten, stehen einer höheren Wahrscheinlichkeit gegenüber an Burnout zu erleiden, als Personen, die acht Stunden oder weniger arbeiteten. Die Wahrscheinlichkeit einer hohen emotionalen Erschöpfung war bei einer Arbeitszeit von zwölf Stunden um 26% höher, als bei einer Arbeitszeit von acht Stunden oder weniger. Ebenso konnte bei Krankenschwestern, die zwölf Stunden oder länger arbeiteten, eine höhere Depersonalisierung und eine geringere persönliche Leistung festgestellt werden. Die Wahrscheinlichkeit, dass Pflegekräfte eine Arbeitsunzufriedenheit melden, war bei allen Pflegekräften niedriger, die Schichten von acht Stunden oder weniger arbeiteten. Verglichen mit Krankenschwestern, die acht Stunden oder mehr arbeiteten, stieg die Wahrscheinlichkeit bezüglich der Arbeitsunzufriedenheit um 40% an. Ähnliche Schlussfolgerungen ergaben sich bezüglich der Unzufriedenheit mit der Arbeitszeitflexibilität – Krankenschwestern, die während ihrer letzten Schicht zwölf Stunden oder länger arbeiteten, äußerten sich eher negativ verglichen mit Personen, deren Arbeitszeit acht Stunden oder weniger betrug. Ebenso wurde bei Personen mit längeren Arbeitszeiten häufiger die Absicht deutlich, ihren derzeitigen Arbeitsplatz aufgrund von Unzufriedenheit zu verlassen. Die hierbei absolvierte Arbeitszeit zieht in der Studie eine höhere Anzahl an Burnout-Berichten nach sich, die durch eine hohe emotionale Erschöpfung und Depersonalisierung sowie eine geringe persönliche Leistungsfähigkeit charakterisiert sind. Die hieraus resultierende Unzufriedenheit mit der Flexibilität des Arbeitszeitplans wird mit der Absicht zu gehen verbunden. Die routinemäßige Ausübung von Überstunden stellt hierbei keine sinnvolle Strategie dar, den Pflegekräftemangel zu bewältigen, da unter anderem Sparmaßnahmen zu Kürzungen bei den Ausgaben für öffentliche Dienstleistungen in Europa führen. In diesem Zusammenhang gewinnen die politischen Entscheidungsträger und Manager an Bedeutung, denen die Verantwortung über Entscheidungen bezüglich der Arbeitszeiten von Krankenhauskrankenschwestern und Pflegekräften zu kommt. Das Wohlergehen der Arbeitnehmer soll somit angestrebt werden, wodurch die Qualität der Pflege erhalten bleibt und der Beruf für Arbeitnehmer attraktiv erscheint. Aus der Studie geht hervor, dass Arbeitsschichten von zwölf Stunden oder mehr mit einer höheren Anzahl an Berichten über Burnout, Arbeitsunzufriedenheit, Unzufriedenheit mit Arbeitszeitflexibilität und der Absicht zu gehen verbunden sind. Darüber hinaus schienen alle Schichten, die länger als acht Stunden dauerten, die Arbeitszufriedenheit der Krankenschwestern zu senken. Die geleisteten Überstunden während einer Schicht werden in der Studie negativ assoziiert, vollkommen unabhängig von der Gesamtarbeitszeit. Deutlich wurden Zusammenhänge zwischen Schichten von zwölf Stunden oder mehr und den drei Burnout-Abstufungen.

Diese Feststellung deckt sich mit den Aspekten früherer Studien (Stimpfel et al., 2012; Estryn-Behar et al., 2012). Krankenschwestern streben danach, nur drei Schichten von zwölf Stunden pro Woche zu arbeiten. Hieraus resultiert jedoch die Annahme, einer Schädigung des psychischen Wohlbefindens Gefahr zu laufen. In dessen Konsequenz, sollte die Stärkung des Bewusstseins der Arbeitgeber verfolgt werden. Diese Maßnahme beschränkt sich auf die vielfältigen Folgen von Burnout, einschließlich höherer Risiken für medizinische Fehler, schlechterer Qualität der Pflege (Van Bogaert et al., 2013), ein schlechteres Wohlbefinden und wirtschaftlichen Verlusten durch erhöhte Fehlzeiten und höhere Fluktuationsraten (Adriaenssens et al., 2015). Annahmen der gegenwärtigen Literatur gehen davon aus, dass zwölf-Stunden-Schichten eine Möglichkeit darstellen, Krankenschwestern in der klinischen Praxis zu halten. Grund für diese Annahme ist die Tatsache, dass diese Arbeitszeit, als bevorzugte Schichtlänge angesehen wird und Krankenschwestern von einer verbesserten Zufriedenheit mit ihrer Arbeit berichten (Stone et al., 2006). An dieser Stelle ist es jedoch von Bedeutung die Ergebnisse der Studie zu betrachten, welche auf das Gegenteil des beschriebenen Sachverhalts hindeuten. Die Resultate gehen von einer Abnahme der Zufriedenheit analog zu länger geleisteten Arbeitsschichten aus. Als mögliche Erklärung für das aufgezeigte Paradoxon dient die Möglichkeit, dass längere Schichten negative Auswirkungen auf das Wohlbefinden entfalten, die den Krankenschwestern offensichtlich nicht bekannt sind oder gar nicht der Schichtarbeit zu geschrieben werden. Diesem Aspekt folgt eine mögliche negative Auswirkung auf den Genesungsschlaf sowie auf das körperliche und seelische Wohlbefinden der Pflegenden (Geiger-Brown et al., 2012). Trotz der Aussagen mehrerer Studien, die zwölf-Stunden-Schichten als eine Strategie zur

Erhöhung der Flexibilität betrachten, wird in dieser Studie die verringerte Flexibilität bei der Arbeitsplanung - basierend auf zwölf-Stunden-Schichten - deutlich. Folgende aus der Studie resultierende Feststellung steht im Einklang mit bereits früher durchgeführten Arbeiten. Die Unzufriedenheit auf Grund von zwölf-Stunden-Schichten oder längeren Arbeitszeiten, provoziert eine um 31 Prozent erhöhte Wahrscheinlichkeit, den Beruf vorzeitig zu verlassen (Shiao et al., 2014). Die einmalige Aufnahme von zwölf-Stunden-Schichten verschlechtert die Möglichkeit die Rückkehr zu traditionellen Schichtsystemen wahrzunehmen. Die in dieser Thematik als vorteilhaft empfundene Work-Life-Balance stellt den Impuls für diese Entwicklung dar. Die aufgeführten Studienergebnisse bezüglich der geleisteten Überstunden sind konsistent mit anderen Arbeiten. Demnach wird die Schlussfolgerung relevant, dass Krankenschwestern, bei ungeplanter Mehrarbeit, eher auf eine Unzufriedenheit mit ihrer Arbeit hindeuten und Burnout melden. Verpflichtende sowie unbezahlte Überstunden gehen aufgrund mangelnder Kontrolle mit einer negativen Auswirkung bezüglich des Wohlbefindens einher (Unruh et al., 2013).

5.2.2 Leineweber et al. (2016):

9,5% der 23076 Studienteilnehmer aus zehn Ländern gaben an, den Pflegeberuf auf Grund von Unzufriedenheit verlassen zu wollen. Deutlich werden erhebliche Länderunterschiede im Anteil der Pflegenden, die beabsichtigen, den Pflegeberuf und den aktuellen Arbeitsplatz zu kündigen. Der durchschnittliche Personalbestand und die angemessene Ressourcenausstattung in der Schweiz, in Finnland, in den Niederlanden und in Norwegen lagen über dem Mittelwert. Die anderen Länder lagen unter dem Gesamtniveau. Hierbei erreichte Polen das niedrigste gemeldete Niveau. Polnische Studienteilnehmer berichteten in diesem Zuge von einem ungünstigsten Führungsverhalten und einer schlechten Krankenschwester-Arzt-Beziehung. Spanische Pflegekräfte meldeten ebenfalls niedrige Werte in Bezug auf die Krankenschwester-Arzt-Beziehung. Die Anteile von Pflegenden, die eine Zufriedenheit mit ihrer zeitlichen Flexibilität äußerten, waren in allen Ländern, mit dem höchsten Anteil in den Niederlanden und den niedrigsten in Spanien, relativ hoch. Finnland und Deutschland weisen überdurchschnittlich hohe Anteile an Pflegeheimen auf, in denen Pfleger/-innen die Absicht bekunden, den Pflegeberuf zu verlassen, während die Niederlande und die Schweiz deutlich unterdurchschnittliche Werte aufweisen. In Bezug auf die Absicht, den derzeitigen Arbeitsplatz zu verlassen, liegen die Berichte aus Finnland, dem Vereinigten Königreich, Polen und Irland über dem Durchschnitt. Die Niederlande und Norwegen hingegen befinden sich unter dem angegebenen Durchschnitt. Belgien, Spanien und die Schweiz liegen alle nahe dem Mittelwert. Eine Verbesserung der Beziehung zwischen Pflegepersonal und Arzt hat die Chance, den Pflegeberuf aufgrund von Unzufriedenheit zu verlassen, signifikant gesenkt. Je höher der Anteil an Studienteilnehmern, die mit der Flexibilität des Zeitplans innerhalb einer Einheit zufrieden sind, desto geringer ist die Wahrscheinlichkeit, dass sie den Pflegeberuf verlassen. Insgesamt hat die individuelle praktische Erfahrung einen wesentlichen Einfluss auf die Absicht, den Pflegeberuf zu verlassen. Darüber hinaus wurden hochsignifikante Assoziationen zwischen Gender- und Berufserfahrungen einerseits und der Absicht, den Pflegeberuf zu verlassen andererseits deutlich. Die Zugehörigkeit zum männlichen Geschlecht sowie die Berufserfahrung der Personen erhöhen die Wahrscheinlichkeit, den Pflegeberuf zu verlassen, während das Arbeiten in Vollzeit die Chancen verringerte. Eine erhöhte Personal- und Ressourcenverfügbarkeit ist mit einem Rückgang der Wahrscheinlichkeit verbunden, den derzeitigen Arbeitsplatz zu verlassen. Auch verbesserte Führung und Unterstützung der Mitarbeiter verringerte signifikant die Absicht, den gegenwärtigen Arbeitsplatz zu kündigen. Studienteilnehmer, die mit der Flexibilität des Zeitplans zufrieden waren, jedoch in Einheiten mit vielen Kollegen arbeiteten, die mit der Flexibilität des Zeitplans unzufrieden waren, verringerten die Wahrscheinlichkeit, den Arbeitsplatz zu verlassen. Die individuelle Ebene hat gezeigt, dass unter den Studienteilnehmern, die nicht beabsichtigen, den Beruf auf Grund von Unzufriedenheit zu verlassen, die Absicht mit zunehmender Erfahrung abnahm. Pflegekräfte, die Vollzeit arbeiten, meldeten eher die Absicht, den derzeitigen Arbeitsplatz zu verlassen. Die Untersuchung von zehn Ländern ergab signifikante Unterschiede in der Prozentzahl der Pflegenden, die beabsichtigen, ihren Beruf oder den Krankenhausarbeitsplatz zu verlassen. Das männliche Geschlecht war am stärksten mit einer erhöhten Absicht verbunden, den Beruf zu verlassen. Eine Beziehung zwischen dem Geschlecht und der Absicht, den Arbeitsplatz zu verlassen, konnte jedoch nicht nachgewiesen werden. Die Ergebnisse decken sich mit den Befundnissen von Estryn-Behar et al. (2010) die ebenfalls den gleichen Sachverhalt andeuten. Zusammenfassend wird deutlich, dass mit zunehmender Arbeitserfahrung, die Häufigkeit den Beruf aufgeben zu wollen, steigt. Unter denjenigen, die nicht beabsichtigen den Pflegeberuf zu verlassen, verdeutlichte sich eine geringere Intention, den Arbeitsplatz zu verlassen, unter der Vorrausetzung einer zunehmenden Berufserfahrung.

Die Pflege von Pflegenden zeigt nicht nur bezüglich des Wohlbefindens und der beruflichen Entwicklung des Einzelnen eine zentrale Bedeutung. Sie spiegelt die zukünftigen Möglichkeiten wider, in denen eine angemessene Qualität und Quantität der Gesundheitsversorgung angestrebt wird. Die Ergebnisse der Studie verdeutlichen die Notwendigkeit von Maßnahmen, die auf eine verbesserte Praxisumgebung abzielen, um somit dem Mangel an Pflegekräften in den europäischen Ländern entgegenwirken zu können (West et al., 2007). Folgende Aspekte können in diesem Zusammenhang als Ansatzpunkte für eine qualitativ hochwertige Versorgung angesehen werden: Ausreichende Ressourcen zur Deckung des Bedarfs, gute Führung und gute Arbeitsbeziehungen zwischen Ärzten und Krankenschwestern. Die Ergebnisse der Studie erlauben die Schlussfolgerung, dass das Verlassen des Pflegeberufs oder des Krankenhausarbeitsplatzes auf Grund von Unzufriedenheit, auf das Praxisumfeld und die Zufriedenheit mit der Terminplanflexibilität zurückzuführen ist. Die aufgeführten Ergebnisse stehen im Einklang mit früheren Studien, die zeigten, dass das Verlassen des aktuellen Arbeitsplatzes negativ mit der langjährigen Erfahrung in der Pflege korreliert (Hayes et al., 2012). Als mögliche Erklärung kann das mit zunehmender Berufserfahrung entstehende Wohlbefinden oder die ungenügende Befriedigung des Berufes herangezogen werden. Die Thematik der Arbeitszeit verdeutlicht die Absicht der vollzeitarbeitenden Pflegekräfte, weniger den Beruf, sondern vielmehr den Arbeitsplatz zu verlassen. Diese Befunde decken sich mit denen von Cortese (2012), die die Teilzeitarbeit mit einer stärkeren Absicht in Verbindung bringen den Beruf zu verlassen. Ergebnisse einer kanadischen Studie deuten jedoch auf eine verringerte Absicht von Pflegekräften in Teilzeitbeschäftigung hin, ihren Beruf zu verlassen, verglichen mit Pflegekräften in Vollzeitbeschäftigung (Zeytinoglu et al., 2011). Die verstärkte Ausseinandersetzung mit dem Praxisumfeld bei Vollzeitkräften könnte als möglich Erklärung dienen. Die Unzufriedenheit mit dem Arbeitsplatz agiert somit als ein stärkerer Motivationsfaktor für Vollzeitarbeitnehmer im Vergleich zu denjenigen, die in Teilzeit arbeiten. Personen, die ihre Praxisumgebung im Durchschnitt positiver bewerteten, hatten eine geringere Wahrscheinlichkeit, den Beruf sowie den Arbeitsplatz zu verlassen. Die Absicht der Studienteilnehmer zu gehen, wurde von der erlebten und wahrgenommenen Praxisumgebung beeinflusst, unabhängig von der eigenen Erfahrung.

Darüber hinaus zeigen die Ergebnisse, dass das subjektive Erleben bezüglich adäquater personeller Ausstattung und Ressourcen für die Gestaltung eines attraktiven Arbeitsplatzes sowie Berufs von Bedeutung ist. Diese Maßnahmen erweisen sich als wichtig für die Wahrnehmung der Pflegequalität durch das Pflegepersonal (Smeds Alenius et al., 2014). Die Thematik der Schichtplanflexibilität ist in diesem Zusammenhang ein Arbeitsmerkmal, das in Gesundheitsberufen, die oft in

Schichten arbeiten müssen, vor diesem Hintergrund an besonderer Bedeutung gewinnt. Die Beeinflussung des Schichtplans, bietet Pflegepersonal die Möglichkeit, ihre Arbeitszeit entsprechend ihren individuellen Bedürfnissen dem persönlichen Leben und der benötigten Erholung anzupassen. Diesem Verfahren könnte eine Reduktion der Stressgefühle folgen (Garde et al., 2012) und schließlich eine Senkung der Absicht den Arbeitsplatz sowie den Beruf zu verlassen. Dieser Sachverhalt wird durch die Ergebnisse der vorliegenden Studie gestützt, die darauf aufmerksam machen, dass Pflegekräfte, die mit der Flexibilität des Zeitplans zufriedener waren, weniger wahrscheinlich beabsichtigten, den Pflegeberuf oder den derzeitigen Arbeitsplatz zu verlassen. Unbefriedigende Arbeitszeiten sowie Konflikte zwischen beruflichen und familiären Verpflichtungen provozieren gemäß Flinkman et al. (2008) ebenfalls die Absicht den Arbeitsplatz aufgeben zu wollen. Die Befunde von Oginska et al. (2003) zeigten, dass das Ungleichgewicht zwischen den Präferenzen des Schichtplans des Einzelnen und dem tatsächlichen Arbeitsplan die Absicht der Pflegenden, den Pflegeberuf zu verlassen, beeinflusst hat.

5.2.3 Leineweber et al. (2014):

In der Stichprobe erlebte etwa ein Drittel der Pflegekräfte ein niedriges Maß an familiären Konflikten. Etwa 40% hingegen erlebten ein mittleres Maß bezüglich des Konflikts zwischen Arbeit und Familie, und etwas weniger als ein Viertel erlebte ein hohes Maß an Konflikten. Im Allgemeinen berichteten Pflegekräfte über hohe Werte der persönlichen Leistung und äußern sich über niedrigere Werte bezüglich emotionaler Erschöpfung und Depersonalisation. Jedoch wurde fast ein Drittel der Personen als emotional erschöpft kategorisiert – weniger Studienteilnehmer litten unter Depersonalisierung oder geringer persönlicher Leistung. Die Ergebnisse deuten zudem auf große Unterschiede zwischen den Abteilungen in Bezug auf die Stadien von Burnout hin. Ein hoher Konflikt im sozialen Arbeitsumfeld erhöhte das Risiko für eine emotionale Erschöpfung, jedoch wurde weder das Risiko für eine Depersonalisierung noch für eine eingeschränkte persönliche Leistung gesteigert. Eine angemessene Personalausstattung und eine gute Führung und Unterstützung für Krankenschwestern reduziert das Risiko für emotionale Erschöpfung und Depersonalisation, während eine gute Krankenschwester-Arzt-Beziehung diesen Effekt nicht zeigte. Geschlussfolgert werden kann eine entscheidende Bedeutung für die psychische Gesundheit von Pflegepersonal durch eine angemessene Personalausstattung sowie durch die Führung und Unterstützung von Pflegekräften. Die Etablierung einer erhöhten Personalausstattung in Krankenhäusern kann eine Erhöhung der Krankenhausfinanzierung erfordern. Gegenwärtig bedienen sich viele Krankenhäuser in Europa, einschließlich Schweden, einem reduzierten Finanzierungsniveau. Die Anforderungen an Führung steigen besonders in kritischen Zeitintervallen, die durch wirtschaftliche Schwierigkeiten gekennzeichnet sind. Eine gute Führung gewinnt vor diesem Hintergrund besonders für gestresste Krankenschwestern an Bedeutung. Gilleta et al. (2013) beruft sich auf die Wichtigkeit von Bewunderung, Respekt und Vertrauen der Mitarbeiter. Angestrebt wird die Schärfung des Bewusstseins für kollektives Interesse sowie die Unterstützung des Personals bei der Erreichung kollektiver Ziele. Die Ergebnisse der vorliegenden Studie betonen die essentielle Rolle von Krankenhausmanagern, die sich der Entwicklung von Richtlinien und Praktiken widmen sollen, um eine ausgeglichene Vereinbarkeit von Beruf und Familie zu erreichen. Die Entwicklung effektiver Strategien für das Familienmanagement und die Bereitstellung von Informationen und Ratschlägen, streben die Verringerung des Ausmaßes an, in dem Arbeit die Familienpflichten beeinträchtigt. Die Studie erlaubte die Identifizierung einer angemessenen Personalausstattung und die einer guten Führung und Unterstützung für das Pflegepersonal, die mit emotionaler Erschöpfung und Depersonalisierung in Verbindung stehen. Darüber hinaus ermöglicht eine angemessene personelle Ausstattung eine positive Beziehung bezüglich der persönlichen Leistung. Die Ergebnisse der vorliegenden Studie lassen einen Vergleich mit den Befunden von Li et al. (2013) zu. Hierbei wurde sich auf die Untersuchung der Auswirkungen von "Führung und Unterstützung für Pflegekräfte", "Pflegepersonal-Beziehung" und "Förderung der Pflegequalität" auf Burnout bei Krankenschwestern beschränkt. Die Arbeit berücksichtigt hierbei die hierarchische Ebene „Pflegepersonal", „Pflegeeinheit", „Krankenhaus" und „Land". Die Befunde von Li et al. (2013) wiedersprechen den Ergebnissen der vorliegenden Studie, da diese von einer Beeinflussung der Krankenschwester-Arzt-Beziehung bezüglich aller Burnout-Dimensionen einschließlich der persönlichen Leistung ausgehen. Übereinstimmungen der Arbeiten finden sich in der Ausprägung der emotionalen Erschöpfung, welche beiderseits als die stärkste kategorisiert wird. Als mögliche Erklärung für den signifikanten Zusammenhang bezüglich der emotionalen Erschöpfung, im Gegensatz zu den anderen beiden Burnout-Abstufungen, könnte folgende Erklärung herangezogen werden. Die in den vergangenen Jahren zunehmenden emotionalen und quantitativen Arbeitsanforderungen bei Pflegenden führen ein zentrales Erschöpfungsgefühl dieser herbei. Die persönliche Leistung hingegen wird als schwache Auswirkung charakterisiert. Verdeutlicht wird in der vorliegenden Studie zudem der Zusammenhang zwischen der Praxisumgebung der Pflegekraft und den Burnout-Dimensionen, wobei individuelle Unterschiede und die Zwiespältigkeit zwischen

Familie und Beruf berücksichtigt wurden. Durch die Anwendung eines mehrstufigen Ansatzes, wird das Aufgreifen des Konflikts gewährleistet. Die Studie unterstützt somit bereits bekannte Befunde in Bezug auf mögliche Assoziationen zwischen einem Arbeits-Familien-Konflikt einerseits und emotionaler Erschöpfung und persönlicher Leistung andererseits. Weitere Studien hingegen sprechen einen Zusammenhang bezüglich des Konflikts zwischen Arbeit und Familie mit der emotionalen Erschöpfung und der Depersonalisierung an, entfernen sich jedoch von einer Korrelation bezüglich der persönlichen Leistung (Adam et al., 2008; Wang et al., 2012). Daher weicht die Studie von früheren Untersuchungen in Bezug auf die Beziehung zur Depersonalisierung ab. Eine mögliche Interpretation definiert sich über die persönliche Leistung als Teil des Burnout-Konstrukts. Jedoch sollte dem Sachverhalt Beachtung geschenkt werden, dass Personen den Aspekten wie Energie und Ausblick auf die Arbeit eine größere Wertschätzung gegenüber bringen, als den persönlichen Errungenschaften am Arbeitsplatz (Alacron, 2011). Ein großer Teil der Krankenschwesterforschung, der sich mit der Thematik des Burnouts befasst hat, hat sich ausschließlich auf die emotionale Erschöpfungsdimension des Syndroms konzentriert, obwohl die Bedeutung des dreidimensionalen Burnout-Modells wiederholt betont wurde (Brenninkmeijer et al., 2003). Die Studie betont die Bedeutung des dreidimensionalen Burnout-Modells, indem die Dimensionen „Emotionale Erschöpfung", „Depersonalisierung" und „persönliche Leistung" als separate Konstrukte und nicht als eine kombinierte Maßnahme betrachtet werden. Die getrennte Untersuchung wird mit Hilfe folgender unterstützender Gesichtspunkte argumentiert. Aus der Kombination der Dimensionen resultiert die Möglichkeit eines erheblichen Informationsverlustes. Zudem sind die Dimensionen so charakterisiert, dass sie größtenteils unabhängig voneinander sind (Maslach et al., 1996). Weitere Untersuchungen machen auf den Sachverhalt aufmerksam, dass verschiedene Variablen nicht exakt dieselben Auswirkungen auf die unterschiedlichsten Dimensionen von Burnout ausüben (Alacron, 2011; Lee et al., 2011). Die verstärkte Assoziation von Variablen wie Arbeitsanforderungen mit emotionaler Erschöpfung verglichen mit den anderen beiden Burnout-Dimensionen, gab Anlass für die Annahme, dass die drei Dimensionen von dem jeweiligen Arbeits-Familien-Konflikt unterschiedlich beeinflusst werden könnten.

5.2.4 Aiken et al. (2012):

Ein erheblicher Teil der Pflegekräfte berichteten in jedem Land über Versorgungsdefizite, Burnout bei Pflegekräften, Unzufriedenheit bei der Arbeit und die Absicht ihre derzeitigen Positionen zu verlassen. Krankenschwestern in Griechenland berichteten von einem besonders hohen Grad an Burnout sowie Unzufriedenheit und äußern besonders die Intention den Arbeitsplatz zu verlassen. In den Niederlanden waren Burnout, die Unzufriedenheit und die Absicht die derzeitige Position zu verlassen, niedriger als in den meisten Ländern. Der Prozentsatz der an Burnout leidenden und unzufriedenen Krankenschwestern in den USA lag nahe am europäischen Median, aber der Prozentsatz der US-Krankenschwestern, die im nächsten Jahr ihren Arbeitsplatz aufgeben wollten, war niedriger als in allen europäischen Ländern. Die Wahrscheinlichkeit einer schlechten oder gerechten Pflegequalität, war in Krankenhäusern mit besserer Arbeitsumgebung nur noch halb so hoch. In der vorliegenden Studie konnten Unterschiede in der Qualität der Pflegemaßnahmen zwischen den Ländern festgestellt werden. Die Bewertungen von Krankenschwestern in Bezug auf Qualität und Arbeitszufriedenheit waren in Griechenland durch schlechte Werte gekennzeichnet. Neben den ernsthaften wirtschaftlichen Schwierigkeiten dem das Gesundheitssystem gegenüber stand, gab es breite Proteste gegen die Sparmaßnahmen der Regierung. Spanien, welches an dritter Stelle der schlechtesten Qualität steht, hatte ebenfalls Sparmaßnahmen zu vermerken. Auffällig ist, dass Deutschland an zweiter Stelle der schlechtesten zu vermerken war. Die Studie bringt die Vermutung an, dass die Arbeitsbelastung nach der Einführung der fallbasierten Bezahlung zugenommen haben könnte. Im Vergleich dazu charakterisierten die Krankenpfleger in Irland und Finnland ein hohes Qualitätsniveau im Gesundheitssystem, trotz der erheblichen Wirtschaftsabschwünge die beide Länder erfahren mussten. Die USA setzte sich kürzlich für die Einführung einiger hochkarätiger Initiativen ein. Die Maßnahmen strebten das Erreichen einer sicheren Pflege von Krankenschwestern und eine Verbesserung des Arbeitsumfelds an. Organisatorisches Verhalten und die Beibehaltung einer qualifizierten und engagierten Pflegefachkraft sind als potenzielle Möglichkeit zur Verbesserung der Sicherheit und der Qualität von Krankenhausversorgung sowohl national als auch international anzusehen. Die Verbesserung der Arbeitsumgebung im Krankenhaus kann sich zudem als eine relativ kostengünstige Strategie für eine verbesserte Gesundheitsversorgung beweisen. Die Ergebnisse machen auf die Ähnlichkeit der Zusammenhänge zwischen Pflege und Qualität und Sicherheit der Krankenhausversorgung in Europa und in den USA, trotz des variierenden Gesamtniveaus jeder Maßnahme zwischen den Ländern, aufmerksam. Fast jedes Land verzeichnete ein oder mehrere Krankenhäuser, in denen die Pflegekräfte von einer guten Arbeitsumgebung berichteten. Dies erweckte den Eindruck, dass dies in weiteren Krankenhäusern nachgebildet werden könnte. Die Unterschiede in der Organisation, Finanzierung und in der Ausstattung mit Ressourcen, deuteten die

Querschnittsdaten der vorliegenden Studie auf Probleme in allen 13 untersuchten Ländern bezüglich der Krankenhausqualität, der Sicherheit, des Burnouts und der Unzufriedenheit der Pflegekräfte hin. Obwohl der Mangel an Pflegekräften teilweise durch den weltweiten Konjunkturabschwung gemildert wurde, könnten die Berichte der Krankenschwestern über ihre Absichten, ihren Arbeitsplatz in Krankenhäusern zu verlassen, auf künftige Schwierigkeiten hinweisen, insbesondere auf die in Europa beobachteten hohen Raten (von 19% in den Niederlanden bis 49% in Finnland und Griechenland). Die Managementunterstützung für die Pflege, gute Beziehungen zwischen Arzt und Pflegepersonal, die Beteiligung von Pflegepersonal an Entscheidungsprozessen und organisatorische Prioritäten für die Pflegequalität lassen sich in diesem Falle unter dem Gesichtspunkt der Qualität des Krankenhausarbeitsumfelds zusammenfassen. Daten von Krankenschwestern in jedem Land deuteten auf ein mangelndes Vertrauen hin, dass das Krankenhausmanagement sich dem Lösen identifizierter Probleme in der Patientenversorgung annehmen würde. Die ermittelten Befunde der Untersuchung unterstützen die Schlussfolgerung der World Alliance for Patient Safety, die davon ausgeht, dass organisatorisches Verhalten einen wichtigen Aspekt für die Förderung der Patientensicherheit darstellt (WHO, 2009).

5.2.5 Jenull et al. (2008):

Sowohl die Studienteilnehmerinnen in Wien als auch in Kärnten fühlen sich durch die Arbeitsbedingungen in der stationären Altenpflege am stärksten belastet. Sowohl das Alter als auch das Bundesland insgesamt haben einen signifikanten Einfluss auf die Arbeitsbelastungen. Die Bewohner/-innen, Angehörige, Arbeitsbedingungen und Tabuthemen wurden als solche definiert. Die Belastungen sind umso stärker, je jünger die Pflegekräfte sind. Eine bedenklich hohe Zahl der Studienteilnehmerinnen fühlt sich emotional erschöpft – 23% bewegen sich im oberen Grenzbereich. Weiterhin beklagen 22% der Befragten anregungsarme Arbeitsinhalte und einen mangelnden Tätigkeitsspielraum, was sich in einer äußerst geringen intrinsischen Motivation widerspiegelt. Sehr unzufrieden mit den Arbeitsbedingungen in der stationären Altenpflege sind 20% der befragten Pflegekräfte. Die Analyse zeigt, dass das Alter einen signifikanten Einfluss auf das Erleben von Burnout hat. Mit zunehmendem Alter zeigt sich ein geringeres Ausmaß an emotionaler Erschöpfung, weniger Aversion gegen Klient/-innen und eine höhere intrinsische Motivation. Ein Zusammenhang zwischen dem Alter und der erlebten Unzufriedenheit in der Arbeit konnte nicht festgestellt werden.

Die vorliegende Studie bestätigt, dass es sich bei den examinierten Pflegekräften in der stationären Altenpflege um eine Berufsgruppe handelt, welche hohen Belastungen ausgesetzt ist. Enormer Zeitdruck, Personalmangel und wenig Mitgestaltungsmöglichkeiten sind charakteristisch für die vorherrschenden Arbeitsbedingungen, die von den Studienteilnehmern als höchst belastend empfunden und eingestuft werden. Die Befunde kristallisieren Angehörige und Tabuthemen als Belastung für insbesondere junge Pflegekräfte heraus. Hieraus geht die Fragestellung hervor, ob eine höhere Belastung aufgrund der geringeren Berufserfahrung oder einer selbstkritischen Wahrnehmung besteht. Die Bemühungen der Berufsgruppe um vermehrte Eigen- und Selbstständigkeit und die Veränderungen im Ausbildungsplan könnten bei der jüngeren Generation auf eine positive Wirkung bedingt haben (GuKG, 1997). Hierbei darf nicht außer Acht gelassen werden, dass das Belastungserleben nicht nur vom Alter, sondern auch vom Bundesland beeinflusst werden kann. Bezüglich der Stadt Wien, wird die Vermutung geäußert, dass die Belastungen stärker ausgeprägt zu scheinen. Als ein möglicher Erklärungsansatz könnte die Multikulturalität der Teams und der Einsatz von Leasingpersonal herangezogen werden (Egger, 2005). Nach Grundböck, Seidl und Walter (2002) ist die Konstellation der Wiener Pflegeteams durch bis zu zehn verschiedene Nationen gekennzeichnet. Vor dem Hintergrund der kulturellen Herkunft resultiert das Aufeinandertreffen unterschiedlicher Arbeitshaltungen, beeinflusst durch unterschiedlich etablierten Ausbildungsmodelle (Pearson, 2001). Die Arbeit in einem heterogenen Team wird grundsätzlich als Herausforderung und Bereicherung gesehen, dessen es einer großen Flexibilität bedarf (Zhang & Long, 2006), die im stationären Altenpflegebereich nicht hinreichend vorzufinden ist. Die individuellen Auswirkungen dieser Belastungen drücken sich in einer ausgeprägten emotionalen Erschöpfung, einer geringen intrinsischen Motivation und einer aversiven Haltung gegenüber den Patienten aus. Burnout ist gekennzeichnet durch eine Symptomkombination aus emotionaler Erschöpfung, nachlassendem Engagement und einer Abneigung gegenüber den Patienten. Diese Zusammenstellung gewinnt seit Jahren eine stark zunehmende Bedeutung (Burisch, 1994). Gewaltakte seitens des Altenpflegepersonals, welche als Resultat einer umfassenden Arbeitsbelastung und institutioneller Zwänge gesehen werden können (Gröning, 2005), werden im multifaktoriellen Phasenmodell nach Schwerdt (1994) als maligne Dekompensation und folglich als letztes von fünf Stadien im Burnout-Prozess verstanden. Auffallend ist in diesem Zusammenhang, dass eine beträchtliche Anzahl von 30% der Pflegekräfte, die Beantwortung dieses Themenbereiches umging und verweigerte. In dessen Konsequenz erscheint die Fragestellung berechtigt, ob das Wahrnehmen und das Eingestehen von Aversionen als nicht notwendige Voraussetzungen betrachtet werden muss, um die eigene Überforderung und Konfliktpotenziale positiv auflösen zu können. Aggressionen im Pflegealltag werden von Falkenstein (2001) und Schulz (2006) nicht als Vermutung oder böse Behauptung, sondern als eine Tatsache bezeichnet. Folglich fordert die Gewaltproblematik eine offene Thematisierung, die der Erkennung von Frühwarnzeichen dient und Bemühungen zur Gewaltprävention erarbeitet.

Die subjektive Einschätzung des Gesundheitszustandes erwies sich während den Untersuchungen als positiv. Nicht vernachlässigt werden sollte hierbei, dass das Kärntner Pflegepersonal von einem besseren Gesundheitszustand berichtet. Zudem besteht die Auffälligkeit, dass in den letzten drei Monaten weniger Krankheitstage verzeichnet wurden. Neben dem Alter könnten auch Berufswahlmotive als Erklärung herangezogen werden. Der im Durchschnitt älteren Wiener Stichprobe, die sich häufig zur Arbeit berufen fühlt, kann eine jüngere Kärntner Kollegenschaft gegenübergestellt werden, die vorwiegend prosozial und ökonomisch orientierten Berufsmotivation folgt. Studien von Ringel (2003) und Seidl (1993) verweisen darauf, dass Menschen, die sich zum Beruf berufen fühlen, eher dem traditionellen Rollenbild der Krankenpflege folgen, welches durch eine selbstlose Aufopferungsbereitschaft gekennzeichnet ist. Diese Hingabe zum Beruf unterdrückt die Wahrnehmung negativer Aspekte und Gefühle im Zusammenhang mit der beruflichen Tätigkeit. Aus der vorliegenden Studie geht hervor, dass die ältere Generation der Krankenpfleger dieses historische Ideal verfolgt. Um den berichteten Anforderungen begegnen zu können, werden von den Studienteilnehmerinnen Sport, familiäre Kontakte und das Lesen genannt, um diesen präventiv entgegenwirken zu können und von positiven Effekten auf die physische und psychische Gesundheit zu profitieren (Schwarzer, 2004). Die Ergebnisse der vorliegenden Studie verdeutlichen die belastende und herausfordernde Arbeit mit betagten pflegebedürftigen Menschen. Zur konstruktiven Bewältigung des Arbeitsalltags ist die Etablierung individueller und vor allem organisatorischer Maßnahmen von Bedeutung (Altun, 2002). Veränderungen in der stationären Altenpflege verlangen nach Empowerment auf der persönlichen, institutionellen und politischen Ebene.

6 Diskussion

6.1 Methodik des Reviews

Die Auswahl der Datenbanken wurde bereits im Methodenteil begründet. Eine Durchsicht der Literaturlisten aller eingeschlossenen Artikel war auf Grund des logistischen Arbeitsaufwands möglich und hätte den Rahmen der Arbeit nicht überstiegen. Ebenso schien die Untersuchung der Literaturlisten aller aufgelisteten Artikel von RN4CAST auf zusätzliche Studien hin als sinnvoll, da der Zeitaufwand nicht ausufernde Maße angenommen hätte. Weiterhin bestand die Möglichkeit vom Fund weiterer geeigneter Studien außerhalb der angegebenen Datenbanken zu profitieren. Zudem ermöglichte die Auseinandersetzung mit den Literaturverzeichnissen von Büchern ebenfalls die Möglichkeit Artikel, die noch nicht durch die Datenbankrecherche erfasst wurden der Arbeit hinzuzufügen. Insgesamt wurde nur auf zwei Datenbanken zurückgegriffen. Somit kann das Vorliegen weiterer und durch diesen systematischen Review nicht erfasster Studien bezüglich der Thematik nicht ausgeschlossen werden. Um die aktuelle und akute Lage der Arbeitssituation von Gesundheits- und Krankenpflegerinnen/-pflegern bezüglich des demografischen Wandels sicher zu stellen, beschränkt sich der Beginn des Suchzeitraums erschienener Studien auf das Jahr 2009. Da diese Zeitspanne nicht extrem weitreichend ist, kann davon ausgegangen werden, dass keine veränderten Entwicklungen der Gesellschaft und der Politik oder gravierend abweichende Lebensbedingungen unterschiedliche Vorrausetzungen und Grundlagen der Studien darstellen. Die Auswahl der Studien ist nicht allein auf den deutschsprachigen Raum zurückzuführen. Folgende Aspekte unterstreichen diese Zusammenstellung als eine sinnvolle Entscheidung. Die Bedeutung der Entwicklung des demografischen Wandels stellt nicht nur einen zentralen Punkt auf nationaler Ebene dar, sondern reflektiert realitätsnahe Situationen und Problematiken im internationalem Raum. Das Abhalten der Untersuchungen im internationalen Raum birgt den Vorteil Vergleiche ziehen zu können. Hieraus resultiert die Möglichkeit die jeweiligen Vor- und Nachteile der einzelnen Länder gegenüberzustellen, die als Vorbilder agieren. In dessen Konsequenz kann die Etablierung der erfolgreichen Maßnahmen dieser diskutiert werden. An dieser Stelle der Argumentation knüpft auch die bewusste Auswahl von nur fünf Studien an. Denn dadurch wird ein angemessener Rahmen geschaffen, indem man sich spezifisch mit den Ergebnissen der einzelnen Länder auseinandersetzen kann. Dies schafft eine sinnvolle Grundlage für weitere Untersuchungen, die sich beispielsweise mit der Verbesserung von Arbeitsbedingungen, der Stärkung des Kohärenzsinns und der Etablierung von Schutzfaktoren beschäftigen. Hierdurch wird der Sinn des systematischen Reviews deutlich, welcher als eine Art Voruntersuchung für weitere Forschung agieren soll. Der Hintergrund des jeweiligen Gesundheitssystems und der Kultur darf in diesem Zuge nicht vernachlässigt werden und sollte auch bei der Betrachtung der Ergebnisse und der Generalisierbarkeit ins Gedächtnis gerufen werden. Ebenso sollten soziodemografische, politische und ethische Faktoren der verschiedenen Nationen beachtet werden. Diese möglichen Unterschiede könnten Barrieren bei der Vergleichbarkeit und der Gegenüberstellung der Ergebnisse darstellen. Die Studienpopulationen der Untersuchungen stellen in den ersten vier genannten eine relativ große Kohorte dar. Diese Auswahl gewährleistet die Repräsentation der Ergebnisse. Das vorliegende systematische Review bezieht dennoch die letztere genannte Studie mit einer relativ kleinen Studienpopulation mit ein. Es sollte die Möglichkeit offengehalten werden, Vergleiche oder Unterschiede der Ergebnisse herauszuarbeiten, dem letztendlich eine interessante Untersuchung und Interpretation der Abweichungen hätte folgen können. Weniger vorteilhaft ist die Tatsache, dass in diesem Fall vier Studien einer gegenübergestellt werden und kein Gleichgewicht bezüglich der Verteilung vorherrscht. Der im vorherigen Kapitel veranschaulichte Vergleich der methodischen Aspekte aller Studien verdeutlicht eine ähnliche als auch teilweise deckungsgleiche Verwendung von Messinstrumenten. Dies wird als Vorteil angesehen, da daraufhin die Ergebnisse auf einer vergleichbaren Basis beurteilt werden können. Das Einschlusskriterium die Wahl der Studien auf jene zu beschränken, deren Ergebnisse aus einer psychologischen Ebene hervorgehen ist wie folgt gerechtfertigt. Eine Einbeziehung von Arbeiten, die Befunde auf der bereits genannten, als auch auf der physiologischen Ebene darstellen, würde den Rahmen dieses systematischen Reviews übersteigen und die Qualität einschränken. Die Suche nach geeigneten wissenschaftlichen Studien, unter Einbeziehung der erläuterten Ein- und Ausschlusskriterien, ergab eine nur recht geringe Anzahl. Diese ist jedoch gerechtfertigt, da eine größere Auswahl an Studien die detaillierte Betrachtung der Ergebnisse ausgeschlossen hätte. Hätte die Arbeit sowohl eine größere Anzahl an Studien als auch die exakte und umfangreiche Betrachtung der Ergebnisse wiedergegeben, so wäre der Rahmen und die formalen Kriterien der Arbeit gesprengt worden. Generell würde sich jedoch eine größere Auswahl an Suchergebnissen durchaus als vorteilhafter anbieten, umso eine bessere Abstimmung der jeweiligen Studien zu ermöglichen.

6.2 Ergebnisdiskussion

Die Ergebnisse verdeutlichen Arbeitsbedingungen, die gekennzeichnet sind durch eine hohe emotionale Erschöpfung, eine hohe Depersonalisierung, eine geringe persönliche Leistung sowie Unzufriedenheit mit der Arbeit und der Arbeitszeitflexibilität. Ein ungünstiges Führungsverhalten wird ebenfalls als Bestandteil der Arbeitssituation hervorgehoben. Des Weiteren verdeutlicht sich die Absicht den Arbeitsplatz verlassen zu wollen, ein ungünstiges Führungsverhalten und eine schlechte Krankenschwester-Arzt-Beziehung sowie eine gewisse Abneigung und der daraus resultierenden Aggressivität gegenüber Patienten. Nicht zu vernachlässigen sind die berichtete geringe Personal- und Ressourcenverfügbarkeit und der Arbeit-Familien-Konflikt. Abschließend werden anregungsarme Arbeitsinhalte, ein mangelnder Tätigkeitsspielraum sowie eine geringe intrinsische Motivation und Copingstrategie als charakteristische Faktoren bezüglich der Arbeitsbedingungen- und Situation genannt. Die aufgezählten Aspekte, welche die Arbeitssituation von Pflegekräften dominieren, erlauben die Schlussfolgerung, diese zunächst differenziert voneinander zu betrachten. Einige der Variablen stellen rein das Ergebnis von möglichen Risikofaktoren dar und sind somit nicht unter eine einzige Thematik zusammen zu fassen. Die Folgen der Gesundheitsrisiken können mit der Bezeichnung als Stressoren gleichgesetzt werden. Diese üben eine gewisse Wirkung auf Personen aus. Anregungsarme Arbeitsinhalte, ein mangelnder Tätigkeitsspielraum und eine geringe Personal- und Ressourcenverfügbarkeit stellen Risikofaktoren dar, die sich auf der bedingungsbezogenen Ebene vergegenwärtigen. Des Weiteren lassen sich ein ungünstiges Führungsverhalten, eine schlechte Krankenschwester-Arzt-Beziehung sowie ein Arbeit-Familien-Konflikt nennen, während eine mangelnde intrinsische Motivation und eine geringe Copingstrategie Faktoren widerspiegeln, die sich auf der personenbezogenen Ebene manifestieren. Aus diesen Risiken resultieren letztendlich die in den Studien berichtete emotionale Erschöpfung, die hohe Depersonalisierung, die geringe persönliche Leistung, die Unzufriedenheit mit der Arbeit und Arbeitszeitflexibilität sowie die Absicht den Arbeitsplatz oder den Beruf verlassen zu wollen.

Aus den Studien gehen bezüglich der genannten negativen Charakteristika auch einige präventive Lösungsvorschläge zur Verbesserung der Arbeitssituation- und den Bedingungen hervor. Hierzu zählen Maßnahmen, die auf eine verbesserte Praxisumgebung abzielen. Ergänzend werden ausreichende Ressourcen zur Deckung des Bedarfs, eine gute Führung sowie die Beeinflussung des Schichtplans und die Entwicklung effektiver Strategien für das Familienmanagement, als auch die

Bereitstellung von Informationen und Ratschlägen genannt. Weiterhin wird von guten Arbeitsbeziehungen zwischen Ärzten und Krankenschwestern gesprochen. Die Beteiligung von Pflegepersonal an Entscheidungsprozessen und organisatorische Prioritäten, die Etablierung individueller und vor allem organisatorischer Maßnahmen und das Empowerment auf der persönlichen, institutionellen und politischen Ebene schließen die möglichen Maßnahmen ab. Im Folgenden wird auf eine Variable Bezug genommen, die in keiner Studie Erwähnung gefunden hat. Diese könnte einen grundlegenden Ansatz für die Verbesserung der Arbeitsanforderungen im Setting Pflege darstellen und zu gleich eine unterstützende Wirkung bezüglich der in den Studien genannten Verbesserungsvorschlägen darstellen. Es handelt sich hierbei über den von Antonovsky konstruierten Kohärenzsinn.

Insgesamt lässt sich auf Grund der Anzahl an Risikofaktoren die aus den Studien hervorgehen sowie die Arbeitsbedingungen dominieren, ein mögliches Ungleichgewicht dieser bezüglich Schutzfaktoren vermuten. Als Begründung und Erklärung dient die Funktion der Gesundheitsressourcen, die den Risiken entgegenwirken und somit eine Hemmung und Einschränkung dieser herbeiführen. Aus den Ergebnissen kann somit ein geringes Vorhandensein oder gar die Abwesenheit von Gesundheitsressourcen geschlussfolgert werden. Allerdings muss an dieser Stelle auch betont werden, dass nicht allein das Freisein von Schutzfaktoren als Ursache betrachtet werden kann, sondern auch von einer geringen Nutzung dieser, trotz angemessener Rahmenbedingungen, ausgegangen werden muss. Demnach resultiert die Annahme eines gering ausgeprägten Kohärenzsinns, da in Bezug auf die eingeschränkten Komponenten Verstehbarkeit, Handhabbarkeit und Sinnhaftigkeit keine Ressourcen mobilisiert werden können. Diese Thematik dient der Erklärung für die ausgearbeiteten Ergebnisse der Untersuchungen in den vorgestellten Studien. Der Belehrung und die Veränderung beziehungsweise die Weiterentwicklung der Persönlichkeit von Pflegekräften kommt hierbei eine besondere Bedeutung zu. Eine gute Ausprägung des Kohärenzsinns, verhindert die negative Auswirkung von Stressoren auf die Person, da ein guter Umgang dessen durch die Anwendung von Ressourcen ermöglicht wird. Können die einzelnen Komponenten Verstehbarkeit, Handhabbarkeit und Sinnhaftigkeit für den Stressor nicht aufgebracht werden, läuft eine Person Gefahr, dass die bereits genannten Risikofaktoren zu einer emotionalen Erschöpfung führen, welche sich im weiteren Verlauf zu einer Krankheit wie beispielsweise dem Burnout-Syndrom entwickeln kann. Die hohe Depersonalisierung, die geringe persönliche Leistung, die Unzufriedenheit mit der Arbeit und Arbeitszeitflexibilität sowie die Absicht den Arbeitsplatz oder den Beruf verlassen zu wollen, resultieren ebenfalls aus dieser Situation. Um einem negativen Empfinden entgegenzuwirken, können Stressoren durch einen ausgeprägten Kohärenzsinn gut aufgefangen und verarbeitet werden, da das Wissen über Ressourcen und deren Anwendbarkeit sowie der Umgang mit diesen bekannt ist. Durch einen guten Kohärenzsinn können Ressourcen optimal genutzt werden um Stressoren wirkungslos zu machen. Eine nur schwache Ausprägung führt zu einer verringerten Fähigkeit Schutzfaktoren zu mobilisieren und wahrzunehmen. Der Kohärenzsinn ermöglicht die Aktivierung angemessener Ressourcen für spezifische Situationen und stellt somit die flexible Reaktion einer Person auf gewisse Anforderungen dar (Bengel, Strittmatter, Willmann, 2009, S.30). Durch das Aneignen von Wissen über die Thematik, das Aufzeigen und Erklären der Ressourcen und die Bedeutung zu handeln, können Verstehbarkeit, Handhabbarkeit und Bedeutsamkeit (Antonovsky, 1997, S. 35-36) gestärkt werden.

Folgende Thematik geht zurück auf Antonovskys Kohärenzsinn und dessen ersten Parameter, die Verstehbarkeit (Antonovsky, 1997, S. 34, vgl. Kapitel 3.2.4). Pflegekräfte sollen den Ursprung ihrer emotionalen Erschöpfung, der hohen Depersonalisierung, der geringen persönlichen Leistung, der Unzufriedenheit mit der Arbeit und der Arbeitszeitflexibilität sowie die Absicht den Arbeitsplatz oder den Beruf verlassen zu wollen, kennen lernen und begreifen, dass es dafür einen Grund gibt, dem man selbst vorbeugen und entgegenwirken kann. In dessen Konsequenz sollte das Bewusstsein gestärkt werden, dass es Gründe als Ursachen für die negativen Entwicklungen und Wahrnehmungen gibt, die eine Person selbst beheben kann. Bei einer verbesserten Verstehbarkeit ist es einer Person möglich, die aus den Studien erläuterten Arbeitssituation- und Belastungen als logische Folge zu betrachten. Dies setzt voraus, dass Pflegekräften zunächst vermittelt werden muss, die thematisierten Arbeitsbedingungen differenziert voneinander zu betrachten, um den Ursprung grundlegend zu verstehen. Hieraus resultiert die bereits beschriebene Einteilung in Risikofaktoren und dessen Folgen als logische Konsequenz. Insgesamt ist es von Nöten, dass Pflegekräfte den Zusammenhang zwischen folgenden Faktoren erkennen und verstehen. Anregungsarme Arbeitsinhalte, ein mangelnder Tätigkeitsspielraum und eine geringe Personal- und Ressourcenverfügbarkeit sowie ein ungünstiges Führungsverhalten, eine schlechte Krankenschwester-Arzt-Beziehung und ein Arbeit-Familien-Konflikt sind neben einer mangelnden intrinsischen Motivation und einer geringen Copingstrategie Ursachen für die empfundene emotionale Erschöpfung. Weiterhin sind diese Faktoren verantwortlich für die hohe Depersonalisierung, die geringe persönliche Leistung, die Unzufriedenheit mit der

Arbeit und Arbeitszeitflexibilität sowie die Absicht den Arbeitsplatz oder den Beruf verlassen zu wollen. Pflegekräften muss die Verstehbarkeit vermittelt werden, dass die Stressoren auf die eigene Person einwirken und ein Bestandteil des Lebens sowohl beruflich als auch privat sind mit denen sie auch weiterhin in der Zukunft konfrontiert werden. Von Bedeutung ist hierbei die Betonung, dass die Entscheidung den Arbeitsplatz zu verlassen keine sinnstiftende und zukunftstragende Lösung darstellt. Sämtliche Settings sowie Lebenslagen- und Situationen bergen unterschiedliche Stressoren und Risiken die eine Person herausfordern. Dies zeigt auch, dass es grundlegend von Bedeutung ist auch eine gewisse Verstehbarkeit bezüglich der sinnstiftenden Schutzfaktoren zu vermitteln. Gemeint ist hiermit, die Funktion und den Sinn sowie die Wirkung der Gesundheitsressourcen begreifen zu können. Das Bewusstsein, Stimuli als vorhersehbar anzusehen resultiert als ein positiver Effekt. Dies bedeutet, dass die Konfrontation mit den Risikofaktoren am Arbeitsplatz nicht als chaotisch oder willkürlich wahrgenommen wird. Die Personen sind in der Lage einen zusammenhängenden Überblick zwischen den Risikofaktoren und derer logischer Folgen zu konstruieren und Reize entsprechend einordnen zu können. Die Herleitung von Erklärungen für die Ursache sowie die wahrgenommenen Arbeitsbedingungen und deren Folgen ermöglicht es, das Auftreten dieser Reize nicht dem Zufall zuzuschreiben und diese als vorhersagbar betrachten zu können. Dies wird unter der Voraussetzung die Arbeitsbedingungen und die einhergehenden Gesundheitsrisiken zu akzeptieren und anzunehmen erfüllt. Grundlegend sollte sich die Einstellung verinnerlichen, Konfrontationen zunächst als Herausforderung und nicht als Problem anzusehen. Ein Mangel an Verstehbarkeit verantwortet somit insgesamt die Einschränkung den Ursprung der Beschwerden zu erkennen und zu verstehen sowie diese als strukturierte und vorhersagbare Ereignisse wahrzunehmen. Hierdurch wird der Entwicklung der Risikofaktoren nicht entgegengewirkt. Ziel sollte es sein, Stressoren nicht mehr als völlig willkürlich, widersprüchlich und unvorhersehbar wahrzunehmen. Durch eine verbesserte Verstehbarkeit wird eine erhöhte Inanspruchnahme und Forderung von zur Verfügung stehender Ressourcen und Maßnahmen gefördert, da Pflegekräfte durch ihr Wissen die Notwendigkeit der Schutzfaktoren ansehen und würdigen. Folglich können Pflegekräfte den Risikofaktoren entgegenwirken und nehmen eine Reduzierung der emotionalen Erschöpfung, der hohen Depersonalisierung, der geringen persönlichen Leistung, der Unzufriedenheit mit der Arbeit und Arbeitszeitflexibilität sowie der Absicht den Arbeitsplatz oder den Beruf verlassen zu wollen.

Um mit Schutzfaktoren zu arbeiten und deren Mobilisation anstreben zu können, müssen diese kommuniziert und deren Funktion und Wirkweise erklärt werden. Aus psychologischer Sicht ist es von Bedeutung zu verstehen, wie man seine Ressourcen nutzen sollte (Antonovsky, 1997, S. 35). Durch den erlernten Umgang mit Ressourcen können Stressoren unwirksam gemacht werden. Die Pflegekräfte müssen angeleitet werden wie sie bei der Ergreifung von Ressourcen vorgehen sollen. Die Erarbeitung möglicher Taktiken und Herangehensweisen sollte hierbei in Betracht gezogen werden. Pflegekräfte sollen die Fähigkeit erlernen, Schutzfaktoren selbstständig zu erkennen und für sich gewinnen zu können. Die Nutzung und Inanspruchnahme dieser muss ausführlich erklärt und erläutert werden. Die Fähigkeit Schutzfaktoren zu erkennen fördert die Bewältigung der Anforderungen im Arbeitsalltag. Den Pflegekräften sollte vermittelt werden, dass durchaus unterschiedliche Ressourcen zur Verfügung stehen, die am Arbeitsplatz genutzt werden können. Die Handhabbarkeit qualifiziert eine Person nicht das Gefühl von Hilflosigkeit zu erfahren und die Wahrnehmung sich selbst als Opfer zu fühlen, dass den Arbeitsbedingungen unterlegen ist wird begraben. Die Konfrontation mit den Risikofaktoren am Arbeitsplatz stellt eine negative Situation dar, deren Eintreten den Pflegekräften bewusst ist. Der Umgang bereitet durch das Ergreifen von Schutzfaktoren keine Schwierigkeiten. Das Verständnis fördert eine langfristige Nutzung von Schutzfaktoren. Die Erfahrung mit den Gesundheitsressourcen sowie deren positiven Auswirkungen gewährleisten die Grundlage für eine mögliche wiederholte Nutzung. Die Förderung der Handhabbarkeit ermöglicht das Erleben einer ausgewogenen Belastung, wodurch sich Personen weder Über-noch Unterforderungen ausgesetzt fühlen. Die Einschränkung der Handhabbarkeit gefährdet die Ergreifung von Gesundheitsressourcen und nimmt deren Ignoranz, trotz dem Vorhandensein dieser in Kauf. Den Anforderungen kann somit nicht mehr entgegengewirkt werden.

Die Komponente der Sinnhaftigkeit wird hingegen umgesetzt, indem man die Wichtigkeit einer Verhaltensänderung vor Augen führt und die Teilnehmer eine Zielintention schaffen lässt, wofür sie von innen heraus zum Handeln angetrieben werden. In anderen Worten ist hier zusätzlich die Erzeugung einer intrinsischen Motivation nötig, indem zwischen der Tätigkeit und dem Ziel eine eindeutige Verbindung geschaffen wird (Shah & Kruglanski, 2000, S. 114-115; vgl. Kapitel 3.3.2). Probleme lassen sich nicht sofort lösen. Angestrebt werden sollte zunächst die Vermittlung einer nötigen Wissens- und Handlungskompetenz, um selbstständig an der Mobilisierung der Schutzfaktoren arbeiten und in Zukunft Fortschritte machen zu können. Die Vermittlung auf die Gestaltung von Situationen Einfluss zu haben fördern die Komponente der Sinnhaftigkeit (Bengel, Strittmatter, Willmann, 2009, S.31). Die Wichtigkeit der Komponente bezüglich der Gesellschaft geht noch weit über die bereits aufgeführten Aspekte hinaus. Pflegekräfte sollen den Sinn ihrer Arbeit und den nötigen Einsatz für diese vor dem Hintergrund der Arbeitsbedingungen jeder Zeit erkennen und sich ins Gedächtnis rufen können. Dieser Beruf ist aus der Gesellschaft nicht wegzudenken, da auf Grund der biologischen Veränderungen über die Zeit, die Wahrscheinlichkeit von Hilfe und Unterstützung abhängig zu sein gegeben ist. Zudem ist die Menschlichkeit ein wichtiger Faktor in diesem Zusammenhang. Der Einsatz von Mühen und die Inkaufnahme negativer Lebensereignisse, mit der Motivation diese bewältigen zu können, sollten von den Pflegekräften idealerweise als wert angesehen werden. Deren Arbeit dient der Hilfe und Unterstützung von Menschen, wodurch die Sinnhaftigkeit in diesem Zusammenhang auf Grund des sozialen Faktors möglicherweise noch mehr als in anderen Settings gegeben ist. Weiterhin kann der Aspekt der Sinnhaftigkeit dahingehend betrachtet werden, dass Pflegekräften der Sinn und die Bedeutung von Schutzfaktoren vermittelt wird und somit umso mehr die Notwendigkeit einer Verhaltensänderung verdeutlicht wird.

Die geringe Ausprägung von Verstehbarkeit, Handhabbarkeit und Sinnhaftigkeit lässt bezüglich der Thematik der anfallenden Mehrarbeit auf eine Überforderung mit den Überstunden schließen, besonders wenn diese ungeplant anfallen. Zudem sind Personen nicht in der Lage bestimmte Ressourcen zu aktivieren, um mit den Anforderungen der Mehrarbeit entsprechend umgehen zu können. All dem folgt die Ansicht, dass sich die Mühen und die Arbeit, welche die Überstunden fordern, nicht lohnen und die Sinnhaftigkeit des Engagements verloren geht. Die Einschränkung der dritten Komponente wird unter anderem durch unbezahlte Überstunden und auf Grund mangelnder Kontrolle verwirklicht. Dieser Beschreibung folgt die thematisierte Unzufriedenheit mit der Arbeit sowie die hohe emotionale Erschöpfung, aber auch die hohe Depersonalisierung. Die Beeinflussung des Schichtplans als Maßnahme, bietet Pflegepersonal die Möglichkeit, ihre Arbeitszeit entsprechend ihren individuellen Bedürfnissen dem persönlichen Leben und der benötigten Erholung anzupassen. Ausreichende Ressourcen zur Deckung des Bedarfs, gute Führung und gute Arbeitsbeziehungen zwischen Ärzten und Krankenschwestern stellen Ansatzpunkte zur Verbesserung der Arbeitsbedingungen dar, die auch gleichzeitig als Schutzfaktoren zu verstehen sind. Folglich könnte eine Verbesserung des Kohärenzsinns vermutet werden. Zudem sind enormer Zeitdruck,

Personalmangel und geringe Gestaltungsmöglichkeiten weitere Aspekte, denen ebenfalls eine hohe Beachtung geschenkt und an welchen angesetzt werden sollte.

Vor dem Hintergrund der Rahmenbedingungen des Berufes sind die Maßnahmen gut zu überlegen. Beispielsweise ist eine Optimierung der Arbeitszeiten nur bedingt und unter gewissen Einschränkungen möglich. Somit ist eine Abschaffung von Schicht- und Nachtarbeit nicht in Erwägung zu ziehen, da die Versorgung von Menschen zu jeder Zeit gewährleistet sein muss. Ebenso sind Pflegekräfte teilweise nicht in der Lage ihre gesetzlich vorgeschriebene Pause rechtzeitig und in voller Länge einzuhalten, wenn deren Hilfe von einem Patienten benötigt wird. Maßnahmen sollten unter anderem darauf abzielen, Pflegekräfte zu begleiten und sie dabei zu unterstützen, dass gewisse Rahmenbedingungen und Aspekte akzeptiert und angenommen werden müssen, da diese durch das Berufsbild bedingt sind. Es gilt die Fähigkeit zu erlernen nicht an den negativen Aspekten zu verzweifeln, sondern vielmehr einen Nutzen dieser zu erkennen und zu entwickeln sowie diese für sich zu gewinnen. An dieser Stelle ist besonders die Thematik des Todes und der Trauer zu nennen, die den Beruf kennzeichnet. Eine Verbesserung der Verstehbarkeit und der optimierte Umgang mit dem Tod kann positive Resultate mit sich bringen. Die Folgen dieser negativen Thematik, mit der die Pflegekräfte verstärkt im Beruf konfrontiert werden, können hierdurch minimiert werden. Somit können die Werte für die in den Studien geäußerte emotionalen Erschöpfung, der hohen Depersonalisierung, der geringen persönlichen Leistung, der Unzufriedenheit mit der Arbeit und der Arbeitszeitflexibilität sowie die Absicht den Arbeitsplatz oder den Beruf verlassen zu wollen, aber auch mögliche Depressionen gesenkt werden.

Die Schlussfolgerung, dass auch in diesem Setting durch Stressoren positive Veränderungen entstehen können, rührt auf der Basis der Aussage Antonovskys, in der er davon ausgeht, dass „ein Schock als Stressor einen gesunden Einfluss auf einen Organismus haben [kann], vorausgesetzt, man kann ihm entfliehen" (Antonovsky, 1997, S. 21). Dabei bezieht er sich auf das Ergebnis einer Untersuchung von Laudenslager (1983), bei welcher Ratten, die unter verschiedenen psychosozialen Bedingungen einer Schockbehandlung ausgesetzt waren, auf immunsuppressive Auswirkungen hin getestet wurden. Unter dem Treatment standen vier verschiedene Gruppen von Ratten. Ratten, die dem Schock nicht ausweichen konnten und Ratten die dem Schock ausweichen konnten und zusätzlich zwei Kontrollgruppen. Dabei zeigen die Daten, dass Ratten, die nicht ausweichen konnten, die höchste Immunsuppression aufwiesen. Allerdings wurde in der Diskussion der Autoren nicht auf folgenden wichtigen Aspekt eingegangen: die Ratten, die dem Schock ausweichen konnten, wiesen bei dem zweiten Maß die höchsten Werte zur Lymphozytenpro-fileration auf. Das bedeutet also, sobald man die Kontrolle über einen Stressor hat, verhindert dies die Immunsuppression vollständig und kann sogar einen positiven und gesunden Einfluss auf einen Organismus haben (Antonovsky, 1997, S. 21). Der Blick und das Verständnis für Stressoren und Risikofaktoren kann an dieser Stelle erweitert werden. Die Persönlichkeit eines Menschen kann durch den richtigen Umgang mit Stressoren gestärkt und weiterentwickelt werden. Aufgrund der ver-mehrten Konfrontation der Pflegekräfte mit dem Tod, der Trauer und dem Leid, müssen diese sich regelmäßig mit der Thematik auseinandersetzen, was zu einer verbesserten Sensibilität führt. Dadurch kann ihnen das Verarbeiten von Trauer im privaten Leben leichter fallen. Durch die Stärkung des Kohärenzsinns im Setting Pflege können die Stressoren Tod, Trauer und Leid also eine positive Auswirkung haben. Dies definiert sich über einen verbesserten Umgang und einer optimierten Bewältigungsstrategie, einer erhöhten Resistenz sowie der Neubetrachtung gewis-ser Ansichten, eine Sensibilität und den Blick auf andere Dinge lenken zu können und somit einer Persönlichkeitsentwicklung. Letztendlich kann geschlussfolgert werden, dass die Etablierung gewisser Maßnahmen zur Stärkung des Kohärenz-sinns von Nöten ist. Es müssen Methoden und Konzepte entwickelt werden, um die jeweiligen Komponenten des Kohärenzsinns zu stärken wodurch ein verbessertes Verständnis bezüglich der Stressoren herbeigeführt werden soll. Konzepte sollen dem Aufbau von Ressourcen und der Minimierung von Stressoren dienen.

7 Zusammenfassung und Ausblick

Der Sinn des systematischen Reviews verbirgt sich hinter der Darstellung, Verknüpfung und Schlussfolgerung bereits bekannter Sachverhalte. Mit diesen sind die Arbeitssituation und die Anforderungen im Setting Pflege gemeint. Verdeutlicht werden soll die Komplexität der Arbeitsbedingungen sowie die Auswirkungen für die psychische Gesundheit. Die Arbeit baut auf der Ausarbeitung der psychischen Risikofaktoren und deren Folgen. Die in den Studien aufgeführten Verbesserungsvorschläge und Maßnahmen bilden einen wichtigen und sinnvollen Teil ab, der seine Ergänzung und Unterstützung im Kohärenzsinn findet. Die Arbeitssituation und die Anforderungen des Berufes sind durch Studien und Aussagen von Pflegekräften weitestgehend bekannt. Allerdings genügt es beispielsweise nicht, die Probleme sowie den Fachkräftemangel durch Maßnahmen wie der Beschaffung von Pflegekräften aus dem Ausland, solidarischer Finanzierungsregelungen, der Vereinheitlichung und Entbürokratisierung der Fördermodalitäten oder durch familienfreundliche Arbeitszeitmodelle, zu kompensieren (Buntenbach, 2001). Selbstverständlich streben diese Konzepte eine attraktivere Gestaltung des Pflegeberufs an, jedoch muss auch die Stärkung des Kohärenzsinns der Fachkräfte viel mehr in den Blick genommen werden und als Ansatz betrachtet werden präventiv auf die Gesundheit der Pflegekräfte einwirken zu können. Als Argument hierfür dient, dass der Kohärenzsinn die Grundeinstellung einer Person darstellt. Das Aufbereiten und die Verinnerlichung von Studienergebnissen, die bereits Aussagen über die Wirksamkeit eines starken Kohärenzsinns vermittelt haben gewinnt vor diesem Hintergrund an Bedeutung. Hier sind Untersuchungen vorzunehmen, die sich mit dem Kohärenzsinn im Zusammenhang mit den Arbeitsanforderungen- und Bedingungen von Pflegekräften beschäftigen. Die Stärkung des Kohärenzsinns verknüpft eine erhöhte Inanspruchnahme von Gesundheitsressourcen, welche die Entwicklung und Entfaltung von Risikofaktoren eindämmen. Das systematische Review dient als Voruntersuchung und Grundlage um sich der Entwicklung von Maßnahmen zur Stärkung des Kohärenzsinns und deren Wirksamkeit zu widmen. Daher dient diese Arbeit als Vorbereitung für weitere Untersuchungen, die die Wirkung bestätigen. In diesem Zusammenhang sollte in der Zukunft eine Entwicklung, Etablierung und Gewährleistung von Schutzfaktoren angestrebt werden. Die Erarbeitung passender Konzepte und Maßnahmen verdienen ebenfalls eine empirische Untersuchung auf deren Wirkung und Nutzen hin. Von Bedeutung ist vor diesem Hintergrund unter anderem die Etablierung und Entwicklung von Maßnahmen, die im engen Zusammenhang mit der Thematik der Salutogenese und den Schutzfaktoren stehen. Es gilt die Arbeitssituation attraktiver zu gestalten, um verbesserte Vorrausetzungen für die Arbeit der Pflegekräfte vorstellen zu können. Die Maßnahmen haben die Möglichkeit beispielsweise eine präventive Wirkung auf die Belastung des schweren Hebens auszuüben. Es gilt eine genaue Analyse vorzunehmen um eine mögliche Abhilfe durch gewisse Gerätschaften, mehr Personal oder aber auch durch Maßnahmen im Bereich des betrieblichen Gesundheitsmanagements zu schaffen. Beispielsweise kann die Rückenmuskulatur der Pflegekräfte durch das Angebot von Kursen vor, während oder nach der Arbeitszeit aber auch durch Vergünstigungen in Fitnessstudios gestärkt werden.

Durch die Darlegung und Veranschaulichung der Anforderungen soll die Sensibilität sowie die Wahrnehmung der Gesellschaft für den des Berufes verändert werden. Dies bedeutet, den Pflegeberuf nicht zu unterschätzen und sich deren Folgen für die Gesundheit der Pflegekräfte ins Gedächtnis zu rufen. Hierbei ist der Abbau gewisser Abneigungen oder Desinteresse nicht zu vernachlässigen. Ebenso soll das Bewusstsein für die Wichtigkeit des Berufes für unsere Gesellschaft gestärkt werden. Die Entwicklungen und die Folgen des demografischen Wandels dürfen in diesem Zusammenhang nicht ignoriert sowie vernachlässigt werden. Eine frühzeitige Beschäftigung mit der Verbesserung der Arbeitsbedingung ist von Nöten um einer wachsenden Lücke zwischen dem Bedarf und dem Vorhandensein an Pflegekräften präventiv entgegenwirken zu können.

Literaturverzeichnis

Adam, S. Gyorffy, Z. Susanszky, E. (2008). Physician burnout in Hungary. A potential role for work-family conflict. Journal of Health Psychology

Adriaenssens, J. De Gucht, V. Maes, S. (2015). Determinants and prevalence of burnout in emergency nurses: a systematic review of 25years of research.

Afentakis, A. (2009). Krankenpflege - Berufsbelastung und Arbeitsbedingungen. Destatis. Statistisches Bundesamt. Zugriff am 02. April 2018, von https://www.destatis.de/DE/Publikationen/STATmagazin/Gesundheit/2009_08/PDF2009_08.pdf?__blob=publicationFile

Aiken, L. Sermus, W. Van den Heede, K. Sloane, D. Busse, R. McKee, M. Bruyneel, L. Rafferty, A. Griffiths, P. Moreno-Casbas, M. Tishelman, C. Scott, A. Brzostek, T. Kinnunen, J. Schwendimann, R. Heinen, M. Zikos, D. Sjetne, I. Smith, H. Kutney-Lee, A. (2012). Patient safety, satisfaction, and quality of hospital care: cross sectional surveys of nurses and patients in 12 countries in Europe and the United States.

Alacron, G.M. (2011). A meta-analysis of burnout with job demands, resources, and attitudes. Journal of Vocational Behavior.

Altun, I. (2002). Burnout and nurses' personal and professional values. Nursing Ethics.

Antonovsky, A. (1993a). Gesundheitsforschung versus Krankheitsforschung. Herausgeber: Franke, A. Broda, M. Psychosomatische Gesundheit. Versuch einer Abkehr vom Pathogenese-Konzept. Tübingen: dgvt.

Antonovsky, A. (1993d). Complexity, conflict, chaos, coherence, coercion and civility. Social Science & Medicine.

Antonovsky, A. (1997). Salutogenese. Zur Entmystifizierung der Gesundheit. Deutsche Ausgabe von Alexa Franke. Tübingen: dgvt.

Arbeitsgruppe Glossar im DNEbM (2007). "EbM-Glossar." from http://www.ebm-netzwerk.de/grundlagen/glossar.

Bamberg, E. Keller, M. Wohlert, C. Zeh, A. (2006). BGW-Stresskonzept. Das arbeitspsychologische Stressmodell. Herausgeber: Berufsgenossenschaft für Gesundheitsdienst und Wohlfahrtspflege (BGW). Troisdorf-Spich: Broermann Druck und Medien GmbH.

Bandura, A. (1977). Self-efficacy: Toward a unifying theory of behavioral change. Psychological Review.

Bandura, A. (1982). Self-efficacy mechanism in human agency. American Psychologist.

Becker, P. (1992). Seelische Gesundheit als protektive Persönlichkeitseigenschaft. Zeitschrift für Klinische Psychologie.

Bengel, J. Strittmatter, R. Willmann, H. (2009). Was erhält Menschen gesund? Antonovskys Modell der Salutogenese – Diskussionsstand und Stellenwert. Forschung und Praxis der Gesundheitsförderung, Band 6. Herausgeber: Bundeszentrale für gesundheitliche Aufklärung (BZgA). Köln: Schiffmann, Rösrath.

Brenninkmeijer, V. VanYperen, N. (2003). How to conduct research on burnout: advantages and disadvantages of a unidimensional approach in burnout research. Occupational and Environmental Medicine

Bundesanstalt für Arbeitsschutz und Arbeitsmedizin. (2014). Arbeit in der Pflege – Arbeit am Limit? Arbeitsbedingungen in der Pflegebranche. Factsheet 10. Zugriff am 02. April 2018, von https://www.baua.de/DE/Angebote/Publikationen/Fakten/BIBB-BAuA-10.pdf?__blob=publicationFile&v=6

Buntenbach, A. (2011). Arbeitsmarkt aktuell. Fachkräftemangel in der Pflegebranche ist hausgemacht. Ausgabe Nr. 01. Herausgeber: DGB Bundesvorstand. Zugriff am 03. Juni 2018, von www.dgb.de/themen/++co++af783440-1cab-11e0-50c0-00188b4dc422

Burisch, M. (1994). Das Burnoutsyndrom. Theorie der inneren Erschöpfung. Berlin: Springer Verlag.

Chamberlain, K. Petrie, K. Azariah, R. (1992). The role of optimism and sense of coherence in predicting recovery following surgery. Psychology & Health.

Cohen, S. Syme, S. L. (1985). Social support and health. New York: Academic Press.

Cortese, C.G. (2012). Predictors of critical care nurses' intention to leave the unit, the hospital, and the nursing profession. Open J. Nurs.

Dall'Ora, C. Griffiths, P. Ball, J. Simon, M., Aiken, L. (2018). Association of 12 h shifts and nurses' job satisfaction, burnout and intention to leave: findings from a cross-sectional study of 12 European countries.

Egger, C. (2005). Was sich bewegt. Österreichische Pflegezeitschrift.

Estryn-Behar, M. Van der Heijden, B.I. Fry, C. Hasselhorn, H.M. (2010). Longitudinal analysis of personal and work-related factors associated with turnover among nurses.

Estryn-Behar, M. Van der Heijden, B.I. (2012). Effects of extended work shifts on employee fatigue, health, satisfaction, work/family balance, and patient safety.

Falkenstein, K. (2001). Die Pflege Sterbender als besondere Aufgabe der Altenpflege. Hagen: Brigitte Kunz Verlag.

Flinkman, M. Laine, M. Leino-Kilpi, H. Hasselhorn, H.M. Salantera, S. (2008). Explaining young registered Finnish nurses' intention to leave the profession: a questionnaire survey.

Gans, Paul. Schmitz-Veltin, A. (2010). Demografischer Wandel in Europa. Standpunkt Paul Gans & Ansgar Schmitz-Veltin. Herausgeber: Bundeszentrale für politische Bildung. Zugriff am 07. Juni 2018, von http://www.bpb.de/themen/K1FUMR,0,Demografischer_Wandel_in_Europa.html

Garde, A.H. Albertsen, K. Nabe-Nielsen, K. Carneiro, I.G. Skotte, J. Hansen, S.M. Lund, H. Hvid, H. Hansen, A.M. (2012). Implementation of self-rostering (the PRIO project): effects on working hours, recovery, and health.

Geiger-Brown, J. Rogers, V.E. Trinkoff, A.M. (2012). Sleep, sleepiness, fatigue, and performance of 12-hour-shift nurses.

Georg Thieme Verlag. (2015). Abb. 05.15. Gesundheits-Krankheits-Kontinuum. Zugriff am 26. Juni 2018, von https://www.thieme.de/statics/dokumente/thieme/final/de/dokumente/tw_pflegepaedagogik/abb-05-15-gesundheits-krankheits-kontinuum.jpg

Gesundheits- und Krankenpflegegesetz (GuKG) (1997). Nach der Bearbeitung Weiss-Fassbinder. Wien: Manz Verlag.

Gillet, N. Fouquereau, E. Bonnaud-Antignac, A. Mokounkolo, R. Colombat, P. (2013). The mediating role of organizational justice in the relationship between transformational leadership and nurses' quality of work life: a cross-sectional questionnaire survey. International Journal of Nursing Studies.

Greif, S. (1991). Stress in der Arbeit – Einführung und Grundbegriffe. Psychischer Stress am Arbeitsplatz.Göttingen: Hogrefe.

Gröning, K. (2005). Wenn die Seele auswandert. Belastung, emotionale Entleerung und Gewalt in der professionellen Pflege alter Menschen. Forum Supervision.

Grundböck, A. Seidl, E. Walter, I. (2002). Multikulturelle Aspekte der Pflege. Herausgeber: Seidel, E. Walter, I. Pflegeforschung aktuell. Wien, München, Bern: Maudrich Verlag.

Hayes, L.J. O'Brien-Pallas, L.,Duffield, C.,Shamian, J. Buchan, J. Hughes, F. Laschinger, H.K., North, N. (2012). Nurse turnover: a literature review – an update.

Jenull, B. Brunner, E. Mayr, M. (2008). Burnout und Coping in der stationären Altenpflege. Ein regionaler Vergleich an examinierten Pflegekräfte.

Kahn, R. L. Byosiere, P. (1992). Stress in Organizations. Handbook of Industrial and Organizational Psychology.

Kobasa, S. C. (1979). Stressful life events, personality and health: An inquiry in hardiness. Journal of Personality and Social Psychology.

Kobasa, S. C. Maddi, S. R. Kahn, S. (1982). Hardiness and health: A prospective study. Journal of Personality and Social Psychology.

Koestler, A. (1967). The Ghost in the Machine. New York: Macmillan.

Kühn, F. (2017). Die demografische Entwicklung in Deutschland. Eine Einführung. Herausgeber: Bundeszentrale für politische Bildung. Zugriff am 13. April 2018, von http://www.bpb.de/politik/innenpolitik/demografischer-wandel/196911/fertilitaet-mortalitaet-migration

Laudenslager, M.L. (1983). Coping and Immunosuppression: Inescapable but not escap- able shock suppresses lymphocyte profileration. Science. 221: S. 568-570

Lee, J. Lim, N. Yang, E. Lee, S.M. (2011). Antecedents and consequences of three dimensions of burnout in psychotherapists: A meta-analysis. Professional Psychology: Research and Practice.

Leineweber, C. Chungkham, H. Lindqvist, R. Westerlund, H. Runesdotter, S. Alenius, L. Tishelman, C. (2016). Nurses' practice environment and satisfaction with schedule flexibility is related to intention to leave due to dissatisfaction: A multi-country, multilevel study.

Leineweber, C. Westerlund, H. Chungkham, H. Lindqvist, R. Runesdotter, S. Tishelman, C. (2014). Nurses' Practice Environment and Work-Family Conflict in Relation to Burn Out: A Multilevel Modelling Approach.

Li, B. Bruyneel, L. Sermeus, W. Van den Heede, K. Matawie, K. et al. (2013). Group-level impact of work environment dimensions on burnout experiences amon nurses: A multivariate multilevel probit model. International Journal of Nursing Studies.

Maslach, C. Jackson, S.E. Leiter, M.P. (1996). Maslach Burnout Inventory Manual. Palo Alto: Consulting Psychologists Press, Inc.

Oginska, H. Camerino, D. Estryn-Behar, M. Pokorski, J. (2003). Work schedules of nurses in Europe. Herausgeber: Hasselhorn, H.M. Tackenberg, P. Müller, B.H. Working Conditions and Intent to Leave the Profession Among Nursing Staff in Europe. National Institute of Working Life, Stockholm.

Ouellette-Kobasa, S. C. Puccetti, M. (1983). Personality and social resources in stress resistance. Journal of Personality and Social Psychology.

Pearson, A. A global view of nursing in the New Millenium – 4: The education of nurses. International Journal of Nursing Practise.

Parsons, T. (1967). Definition von Gesundheit und Krankheit im Lichte der Wertbegriffe und der sozialen Struktur Amerikas. Herausgeber: Mitscherlich, A. Brocher, T. von Mering, O. & Horn, K. Der Kranke in der modernen Gesellschaft. Köln und Berlin: Kiepenheurer und Witsch.

Plötzsch, O. Rößger, F. et al. (2015). Bevölkerung Deutschlands bis 2060. 13. Koordinierte Bevölkerungsvorausberechnung. Herausgeber: Statistisches Bundesamt, Wiesbaden.

Pschyrembel, W. (2002). Klinisches Wörterbuch. Berlin, Boston: de Gruyter

Ringel, D. (2003). Ekel in der Pflege. Eine „gewaltige" Emotion. Frankfurt, Main: Mabuse Verlag.

Rippetoe, P. A. Rogers, R. W. (1987). Effects of components of Protection Motivation Theory on adaptive and maladaptive coping with a health threat. Journal of Personality and Social Psychology.

Saß, A. Lampert, T. Prütz, F. Seeling, S. Starker, A. Kroll, L. Rommel, A. Ryl, L. Ziese, T. (2015). Welche Auswirkungen hat der demografische Wandel auf Gesundheit und Gesundheitsversorgung? Herausgeber: Robert Koch-Institut. Berlin: H. Heenemann GmbH & Co.KG.

Scheier, M. F. Carver, C. S. (1985). Optimism, coping, and health: Assessment and implications of generalized outcome expectancies. Health Psychology.

Scheier, M. F. Weintraub, J. K. Carver, C. S. (1986). Coping with stress: Divergent strategies of optimists and pessimists. Journal of Personality and Social Psychology.

Scheier, M. F. Carver, C. S. (1987). Dispositional optimism and physical well-being: The influence of generalized outcome expectancies on health. Journal of Personality.

Scheier, M. F. Carver, C. S. (1990). Origins and functions of positive and negative affect: A control-process view.

Schmidt, R.F. & Unsicker, K. (2003). Lehrbuch Vorklinik, Teil D: Medizinische Psychologie und Medizinische Soziologie. Köln: Deutscher Ärzte-Verlag.

Schulz, P. (2006). Gewalterfahrungen in der Pflege. Frankfurt, Main: Mabuse Verlag.

Schwarzer, R. Leppin, A. (1989). Social support and health. A meta-analysis. Psychology and Health.

Schwarzer, R. (2004). Psychologie des Gesundheitsverhaltens. Einführung in die Gesundheitspsychologie. Göttingen: Hogrefe Verlag.

Schwerdt, R. (1994). Ausgebrannt. Enstehungsbedingungen für Burnout bei AltenpflegerInnen. Altenpflegeforum.

Seidl, E. Pflege im Wandel. (1993). Das soziale Umfeld der Pflege und seine historischen Wurzeln dargestellt anhand einer empirischen Untersuchung. Wien: Maudrich Verlag.

Shiao, J. Lee, Y. Ho, J.J. (2014). 0258 Factors predicting nurses' consideration of leaving job (Also to be considered for mini-symposium: Early detection and management of workers under stress).

Smeds Alenius, L. Tishelman, C. Runesdotter, S. Lindqvist, R. (2014). Staffing and resource adequacy strongly related to RNs' assessment of patient safety: a national study of RNs working in acute-care hospitals in Sweden.

Stimpfel, A.W. Sloane, D.M. Aiken, L.H. (2012). The longer the shifts for hospital nurses, the higher the levels of burnout and patient dissatisfaction. Health Aff (Millwood).

Stone, P.W. Du, Y. Cowell, R. (2006). Comparison of nurse, system and quality patient care outcomes in 8-hour and 12-hour shifts.

Unruh, L. Zhang, N.J. (2013). The role of work environment in keeping newly licensed RNs in nursing: a questionnaire survey.

Van Bogaert, P. Kowalski, C. Weeks, S.M. (2013). The relationship between nurse practice environment, nurse work characteristics, burnout and job outcome and quality of nursing care: a cross-sectional survey.

Waller, H. (2002). Gesundheitswissenschaft: Eine Einführung in Grundlagen und Praxis. Stuttgart: Kohlhammer.

Wallston, B. S. Wallston, K. A. (1978). Locus of control and health: A review of the literature. Health Education Monographs.

Wang, Y. Chang, Y. Fu, J. Wang, L. (2012). Work-family conflict and burnout among Chinese female nurses: the mediating effet of psychological capital. BMC Public Health 12.

West, E.A. Griffith, W.P. Iphofen, R. (2007). A historical perspective on the nursing shortage. MedSurg Nurs.

WHO. (2009). Global priorities for patient safety research.

WHO. (2014). Verfassung der Weltgesundheitsorganisation. Zugriff am 14. Mai 2018, von https://www.admin.ch/opc/de/classified-compilation/19460131/201405080000/0.810.1.pdf

Wieland-Eckelmann, R. Carver, C. S. (1990). Dispositionelle Bewältigungsstile, Optimismus und Bewältigung: Ein interkultureller Vergleich. Zeitschrift für Differentielle und Diagnostische Psychologie.

Zhang, D. Long, B.C. (2006). A multicultural perspective on work-related stress. Development of a collective coping scale. Herausgeber: Wong, P.T.P. Wong, L.C.J. Handbook of multicultural perspectives on stress and coping. New York: Springer Verlag.

Zapf, D. Semmer, N. (2004). Stress und Gesundheit in Organisationen. Enzyklopädie der Psychologie, Themenbereich D, Serie III, Band 3 Organisationspsychologie (2. Auflage). Göttingen: Hogrefe.

Zeytinoglu, I.U. Denton, M. Plenderleith, J.M. (2011). Flexible employment and nurses' intention to leave the profession: the role of support at work. Health Policy.